DE LA MORT SUBITE

DANS L'ÉTAT PUERPÉRAL.

EXTRAIT DES MÉMOIRES DE L'ACADÉMIE IMPÉRIALE DE MÉDECINE,
Tome XXII.

Paris. — Imprimerie de L. MARTINET, rue Mignon, 2.

DE LA MORT SUBITE

DANS L'ÉTAT PUERPÉRAL

PAR LE DOCTEUR

Ambroise-E. MORDRET,

Médecin au Mans, ex-Professeur d'accouchements, Directeur de la vaccine,
Membre du Conseil d'hygiène de la Sarthe,
Lauréat de l'Académie de chirurgie de Madrid, de la Société de médecine de Gand,
Membre de plusieurs Sociétés savantes, etc.

MÉMOIRE COURONNÉ PAR L'ACADÉMIE IMPÉRIALE DE MÉDECINE
DANS LA SÉANCE DU 15 DÉCEMBRE 1857.

« Postquam gravida est fœmina, plurimis afficitur
malis e sola graviditate oriundis. »
(Van Swieten.)

PARIS,

J.-B. BAILLIÈRE et FILS,

LIBRAIRES DE L'ACADÉMIE IMPÉRIALE DE MÉDECINE,

RUE HAUTEFEUILLE, 19.

1858.

DE LA MORT SUBITE

DANS L'ÉTAT PUERPÉRAL.

« Postquam gravida est fœmina, plurimis afficitur
malis e sola graviditate oriundis. »

(VAN SWIETEN.)

Dans l'étude qui va suivre, je me propose d'examiner successivement
quelles sont chez les femmes en couches les causes qui peuvent déterminer la mort subite avec ou sans lésion organique, dans les cas où ces
causes sont assez obscures pour ne pouvoir être pénétrées sans un examen
attentif. J'avais pensé d'abord à ne m'occuper que des morts subites
qui n'ont offert aucune cause matérielle, afin de me conformer plus
exactement au programme de l'Académie. Mais je ne tardai pas à m'a-
percevoir que mes recherches n'auraient aucune base solide ; car pour
bien apprécier quels sont les phénomènes vitaux de la respiration, de
la circulation et de l'innervation qui peuvent par leur trouble ou leur
arrêt soudain amener la mort subite, il faut préalablement savoir quelles
sont les lésions des organes qui peuvent elles-mêmes troubler ces phénomènes ou les suspendre. Puis, aux termes mêmes de la question académique, les concurrents doivent s'occuper des cas qui ne s'expliquent
pas « *par les causes ordinaires et appréciables des morts subites,* » et il
est un grand nombre de cas de morts subites d'origine organique sur
le mécanisme et sur la nature desquels la science est encore très peu

fixée. Enfin, il en est d'autres dont la cause, bien que connue, ne peut
être pénétrée, vu la rapidité avec laquelle s'accomplit la catastrophe.
L'autopsie, lorsqu'elle a lieu, vient alors lever les doutes : mais ceux-ci
persistent dans les cas bien plus nombreux où l'ouverture n'est pas permise ; et le moyen de bien apprécier ces cas douteux, c'est de les rapprocher des cas certains qui ont été éclairés par l'examen anatomique.

CHAPITRE PREMIER.

QUELQUES RÉFLEXIONS SUR LA MORT SUBITE EN GÉNÉRAL.

La mort subite est toujours le résultat d'une perturbation de l'économie soudaine et assez intense pour interrompre brusquement la circulation, la respiration ou l'innervation, et même le plus souvent deux de
ces fonctions ou toutes les trois à la fois. Le cœur, le poumon, le cerveau,
tels sont les organes dont l'action ne peut être anéantie ni même suspendue un certain temps sans que la mort ait lieu. Ils forment le trépied
vital entrevu par Barthez et si habilement développé par Bichat, trépied
que les recherches modernes n'ont point fait varier. C'est en vain
que quelques physiologistes ont voulu multiplier les points de départ
de la mort ; c'est en vain qu'aux trois modes indiqués par Bichat,
M. Chossat en a ajouté un quatrième, la mort par inanition, que
MM. Ch. Robin et Littré ont proposé d'admettre aussi la mort par
urination, etc. Autant vaut dire que la mort peut se faire passage
par tous nos organes, ce qui est vrai en principe ; mais toujours est-il
que celle-ci n'est consommée que lorsque le cœur, le poumon ou
le cerveau ont cessé de vivre. La mort subite ne saurait d'ailleurs
jamais se frayer une voie semblable, et elle exige de toute nécessité
qu'une ou plusieurs des trois fonctions cardinales de la vie soit la première en péril.

Ces trois fonctions sont solidaires les unes des autres à tel point, que
si une d'elles vient à être menacée, les deux autres le sont immédiatement et au même degré. Il découle de cette solidarité une double
induction qui trouve à chaque instant son application pratique : c'est
que d'une part on peut parfois ranimer l'une de ces fonctions près de
s'éteindre en sollicitant vivement l'action des deux autres, et dans ce
cas le malade échappe à la mort ; c'est que, d'autre part, la suppression

définitive de l'une d'elles entraîne fatalement la mort de l'individu.

Mais si la mort peut partir de trois points, elle ne me paraît avoir en réalité qu'un seul centre, c'est-à-dire, en renchérissant sur l'opinion de Bichat, que l'*ultimum moriens* est toujours le cerveau. Car le système nerveux est le médiateur à l'aide duquel s'établissent les mystérieuses relations de l'âme et du corps, et la mort n'est complète qu'autant que ces relations sont définitivement rompues. Le poumon peut, en effet, cesser de respirer, le cœur peut cesser de battre, et l'organisme n'en conserver pas moins l'aptitude à vivre. Témoin les cas nombreux d'asphyxie et de syncope dans lesquels les individus ont pu être rappelés à la vie après un temps souvent considérable. Mais si l'influence nerveuse vient à être tout à fait supprimée, il n'en est plus ainsi. Dans les deux premiers cas la mort peut n'être qu'apparente, dans le troisième elle est toujours réelle.

Pour le docteur Zschokke d'Aarau, la mort subite ne provient en réalité que de deux organes, le cerveau et le cœur. A la mort par le cerveau il rattache l'apoplexie sanguine, tous les genres d'asphyxie et la congélation. A la mort par le cœur il rattache la paralysie de cet organe et les hémorrhagies (1). Quelque rapide et quelque complète que soit une asphyxie, on ne comprend guère, en effet, qu'elle puisse déterminer la mort subite par elle-même. Sans doute le besoin d'air est si éminent, que la respiration ne peut être interrompue sans un grave danger de mort immédiate. Mais on sait aussi que dans l'asphyxie par submersion, la plus complète et la plus rapide de toutes, on a pu rappeler à la vie après un temps souvent considérable. Dans l'œdème de la glotte, dans le croup, dans toutes les affections qui déterminent une asphyxie plus ou moins prompte, la mort arrive en peu de temps, il est vrai, mais d'ordinaire elle n'est pas subite : telle est la règle. Il n'est pas rare non plus de voir, dans les affections organiques du poumon ou de la plèvre, des asphyxies se produire lentement, donner lieu à une angoisse inexprimable, et cependant les malades vivent longtemps en cet état; tandis qu'une congestion légère du poumon ou des capillaires bronchiques survenue d'une manière brusque détermine une asphyxie subitement mortelle. Il faut donc, dans ces cas et dans d'autres

(1) *Gaz. méd.*, 1854.

analogues, chercher la cause de la mort ailleurs que dans le fait-pur et simple de la lésion respiratoire, et cette cause on ne saurait vraiment la trouver autre part que dans l'impression subite produite sur les centres nerveux par un sang mal oxygéné ou ayant subi toute autre modification qui le rend impropre à entretenir leur action. Alors le cerveau, qui n'a pas été, comme dans les maladies chroniques, habitué lentement et progressivement à l'impression anormale qu'il ressent tout à coup, en éprouve un grand trouble, qui peut aller jusqu'à produire l'anéantissement soudain de ses fonctions. Dans ces cas le poumon est bien le point de départ de la mort subite, c'est bien sur lui que l'on trouve les altérations matérielles au moyen desquelles on explique celle-ci, mais ce n'en est pas moins par le cerveau qu'elle est consommée.

D'autres fois le mécanisme de l'asphyxie différera de celui qui vient d'être exposé. Les qualités toxiques de l'air respiré, ou celles du sáng qui arrive aux cellules-pulmonaires, paralyseront directement les nerfs respiratoires; alors il y aura, suivant les circonstances, engouement sanguin ou spumeux du poumon, suffocation et mort si l'influx nerveux cérébro-spinal n'a pas assez d'énergie pour faire cesser la paralysie des nerfs pulmonaires. Dans d'autres circonstances, l'asphyxie sera le résultat d'une surexcitation anormale du système nerveux respiratoire, un spasme suffocant aura lieu, et la mort terminera la scène, si l'innervation générale n'intervient pas assez activement pour rétablir l'équilibre. Dans l'un ou l'autre cas, les accidents respiratoires tiennent encore à la lésion dynamique ou nerveuse, et c'est dès lors au cerveau qu'il convient de rapporter directement la mort.

La mort subite par le cœur seul ne me paraît guère plus admissible que celle par le poumon, car il faut encore recourir à une modification de l'influence nerveuse pour l'expliquer. M. Lombard (de Genève) a établi que la mort subite résultant d'une affection du cœur s'opérait de deux manières : par syncope, et par spasme suffocant. « Dans le premier cas, dit-il, il y a paralysie des nerfs cardiaques ou inspirateurs, et la mort est instantanée; les malades meurent en se tournant dans leur lit, ou bien en se levant pour aller à la selle. Si la paralysie est brusque et complète, elle doit amener une syncope prompte et nécessairement mortelle ; si elle est graduelle, elle détermine une asphyxie lente qui tue en quelques heures, ou tout au moins en un temps plus long que quelques minutes (1). » Ainsi, pour lui comme pour M. Zschokke, la mort subite par le poumon n'existe pas, et toute asphyxie promptement mortelle relève d'une affection du cœur. Continuons la citation : « Dans le second cas, celui d'un spasme suffocant, la mort survient en quelques minutes et s'accompagne de douleur précordiale, de palpitations, etc. On peut admettre alors un spasme des muscles cardiaques ou thoraciques qui, vu l'affection organique du cœur, cause l'arrêt définitif de ses mouvements. Il est clair qu'alors la promptitude de la mort est en raison de la violence du spasme. »

Dans cette théorie de la mort par le cœur, il y a donc de toute évidence lésion de l'innervation primitive ou consécutive, et c'est cette lésion qui est la véritable cause de l'arrêt des battements du cœur.

M. Malcom Hilles (2) explique aussi la mort du cœur par une lésion de l'innervation. Les phénomènes, selon lui, se succèdent dans l'ordre suivant : 1° action irrégulière du cœur ; 2° diminution ou suspension de l'action nerveuse générale, résultant de l'action intime du sang sur les organes essentiels à la vie ; 3° paralysie du cœur consécutive à cette suspension ; 4° mort. D'après cette seconde théorie, c'est une modification du système nerveux central qui détermine les premières anomalies dans les battements du cœur ; puis cet organe, à son tour, n'envoie plus le sang au cerveau avec la même régularité, et de là, anomalies nouvelles et plus sérieuses dans le rhythme des battements cardiaques d'abord, puis ralentissement et arrêt définitif de ces battements, dès que la fonction nerveuse s'est éteinte elle-même. Ou bien les troubles qui surviennent dans l'action du cœur ont leur point de départ, soit dans un obstacle à la circulation, soit dans un état pathologique du cœur.

Alors les nerfs mêmes de cet organe sont primitivement affectés ; l'harmonie de leurs rapports avec le système nerveux central est détruite, et dès lors l'innervation générale troublée augmente les accidents cardiaux ; bientôt elle fait défaut tout à fait, et la mort en est la conséquence.

Un seul mot sur les hémorrhagies foudroyantes. Lorsque le cœur ou un gros vaisseau se rompent, la mort est instantanée, moins peut-être

(1) *Gaz. méd.*, 1846.
(2) *The Medical Times*, 1848.

par le fait de la lésion locale que parce que le cerveau étant subitement
privé d'une grande quantité de sang, son action se trouve tout à coup
anéantie.

Ainsi dans toute asphyxie, dans toute syncope, la mort a lieu parce que
l'innervation fait défaut. Soit que la lésion nerveuse ait précédé et déterminé les accidents qui ont eu lieu du côté du poumon ou du cœur,
soit que ces organes, préalablement malades, aient été le siége de troubles fonctionnels, d'abord locaux et liés à leur état morbide, mais qui
ont bientôt réagi vivement sur le système nerveux central.

C'est donc en dernière analyse au cerveau qu'il faut toujours rapporter la mort subite.

Cet organe, ou d'une manière plus générale le système nerveux, peut
être affecté de deux manières, organiquement et dynamiquement. Dans
l'un et l'autre cas, la fonction nerveuse sera anéantie si l'affection a une
intensité suffisante. Une lésion dynamique est même en général plus
grave et plus instantanée qu'une lésion organique, parce qu'au lieu de
limiter son action à une partie circonscrite, elle frappe sur le système
tout entier.

Lorsqu'il existe une lésion matérielle des centres nerveux, il est assez
rare qu'elle soit assez considérable pour déterminer à elle seule la mort
subite; il est même un grand nombre de ces lésions qui sont dans une
certaine mesure compatibles avec la vie. Mais il arrive assez souvent
alors qu'elle se termine brusquement à un moment donné, parce qu'il
ne faut plus que le concours d'une cause peu active pour arrêter une
fonction indispensable qui est déjà chancelante et très compromise. Les
lésions dynamiques ou nerveuses proprement dites peuvent aussi n'occasionner qu'un simple trouble fonctionnel, dont la durée et la gravité
sont en rapport avec la persistance et l'intensité de la lésion. Mais
comme dans le cas précédent, il ne faut quelquefois alors qu'une très
petite influence surajoutée à la cause morbide pour amener une perturbation considérable, et la mort peut être instantanée. Lorsque les centres nerveux ont été seuls affectés, la mort ne s'accompagne que de phénomènes nerveux, paralysie, convulsions, etc.; mais lorsque le cœur et le
poumon sont aussi entrepris, la mort a lieu par asphyxie ou par syncope,
et le plus souvent les trois modes se combinent dans une certaine proportion. Ainsi les centres nerveux étant primitivement affectés, la res-

-piration s'embarrasse et les mouvements du cœur deviennent tumultueux, puis se ralentissent promptement, parce que la puissance excitatrice et régulatrice leur fait défaut. Dans ces cas, la mort n'est pas aussi instantanée que si l'action du cœur ou du poumon avait été primitivement enrayée, parce que ces organes, avant que de cesser leurs fonctions, continuent d'épuiser la dose de fluide nerveux qu'ils ont reçue. Trop heureux quand on peut profiter de ce moment de répit pour ranimer l'excitation cérébro-spinale, si toutefois elle n'est pas complétement éteinte. Lorsqu'au contraire la cause perturbatrice porte primitivement son action sur le poumon, et surtout sur le cœur, la mort peut être immédiate, s'il s'opère une réaction tant soit peu vive sur le cerveau, parce que les trois fonctions s'arrêtent à la fois. Mais en revanche, la mort peut aussi n'être qu'apparente, et c'est ce qui a lieu dans les cas où la réaction cérébro-spinale n'ayant pas été très complète, l'innervation persiste et permet le retour à la vie.

Ainsi, la mort subite peut survenir dans deux circonstances très différentes, et donner lieu exactement aux mêmes symptômes. Il peut exister une lésion organique grave du cœur, du poumon ou du cerveau ; il peut exister une lésion nerveuse ou fonctionnelle grave de ces mêmes organes. Dans les deux cas, les symptômes qui accompagnent la mort sont à peu près les mêmes ; mais, dans le premier, l'autopsie révélera la cause matérielle de la mort, tandis que dans le second elle sera muette, parce que la mort est le résultat d'une cause dynamique. Il y a un troisième cas qui tient le milieu entre les deux précédents, c'est celui où il existe une lésion organique peu importante du cœur, du poumon ou du cerveau. La vie n'est pas rigoureusement incompatible avec cette lésion, du moins pendant un certain temps. Mais l'état morbide de l'organe le rend plus impressionnable. Cet organe malade fonctionne mal, et une cause assez légère d'ailleurs peut agir énergiquement sur lui par une influence en quelque sorte topique. C'est ainsi que le sang, affluant au cœur avec trop ou trop peu de force, y produira des mouvements tumultueux, en remplira outre mesure les cavités, ou bien amènera un ralentissement considérable des battements, qui s'exécuteront presque à vide, deux circonstances qui auront pour résultat immédiat la syncope. Le même effet sera encore produit si le sang, tout en continuant d'arriver au cœur en quantité normale, a subi quelque modification intime, parce que la nature de ce liquide étant changée, il impressionnera différemment le cœur, et cet organe y sera d'autant plus sensible, qu'il sera lui-même plus malade. Dans tous ces cas la syncope est imminente, et elle peut être mortelle.

Des phénomènes analogues peuvent avoir lieu du côté du poumon. Le sang et l'air arrivent trop ou trop peu dans cet organe, déjà mal disposé ; ces deux fluides peuvent n'avoir pas leurs qualités normales, etc. Il n'en faut pas davantage pour déterminer une asphyxie, rendue déjà imminente par la maladie de l'organe, tandis que celui-ci eût réagi avec avantage, et n'eût éprouvé qu'un trouble fonctionnel de peu d'importance, s'il eût été sain.

Il en est encore de même pour le cerveau. Une apoplexie sanguine ou séreuse, en foyer ou diffuse, a lieu ; cet organe est le siége d'un ramollissement ; il y existe un peu d'hypérémie, quelques tubercules, une affection quelconque des méninges, etc. Les fonctions cérébrales sont plus ou moins troublées, mais cependant la vie persiste, et rien ne fait craindre qu'elle ne cesse immédiatement, jusqu'au moment où une cause souvent insignifiante et difficile à apprécier viendra produire sur le cerveau un petit ébranlement auquel il ne résistera pas, parce que cet organe est déjà malade. Alors la mort sera subite.

Dans chacun de ces cas, l'autopsie révèle une lésion anatomique qui n'est certe pas étrangère à la cause de la mort, mais qui cependant n'en est pas la cause directe.

Enfin des caillots plus ou moins organisés peuvent être trouvés dans le cœur ou dans les gros vaisseaux. Des gaz peuvent exister dans les cavités de cet organe ou dans les veines ; le sang peut n'avoir plus un aspect naturel, il peut être poisseux, décomposé, etc. ; un état de congestion plus ou moins avancée peut se rencontrer dans le poumon ; cet organe est le siége d'un épanchement de sérosité, il est engoué, ses cellules sont distendues par des bulles d'air, etc. ; le cerveau ou les méninges présentent ce qu'on a appelé l'état piqueté ou sablé ; la pulpe cérébrale est humide, ramollie, il y a un peu de sérosité dans les ventricules ou à la surface des membranes : et cependant il se peut qu'il n'y ait dans tout cela qu'un effet cadavérique et que la cause de la mort soit ailleurs.

De sorte que, alors même que les recherches nécroscopiques ne donnent pas un résultat négatif, il y a encore un écueil à éviter : c'est celui qui consisterait à prendre pour la cause réelle de la mort une lésion qui ne serait que concomitante, une lésion qui ne serait que surajoutée à la cause réelle ; ou bien encore de prendre pour cause de la mort un simple phénomène cadavérique. D'un autre côté, il ne faut pas se montrer trop sceptique dans l'interprétation des lésions anatomiques, et leur refuser ainsi la valeur qu'elles doivent avoir réellement. On voit tout de suite qu'il y a là une grande difficulté d'appréciation ; car lorsque la mort vient lentement et dans des circonstances telles que le médecin suit pas à pas les progrès du mal, que ce mal est diagnostiqué et que l'autopsie contrôle le diagnostic, il n'y a pas de doute possible sur la cause de la mort. Mais lorsqu'une personne est frappée subitement, sans prodrome ; que la rapidité avec laquelle les symptômes se succèdent ne permet pas même de les analyser, de les isoler ; que la promptitude avec laquelle l'événement se termine laisse à peine entrevoir si l'on a eu affaire à une syncope, à une asphyxie ou à une apoplexie ; que l'autopsie ne révèle rien ou ne donne que des renseignements incomplets, l'hésitation est toujours grande. Les lésions existantes ne sont presque jamais alors suffisantes pour expliquer la soudaineté de la mort, et ces lésions peuvent n'être elles-mêmes que le résultat du trouble fonctionnel qui a accompagné les derniers instants de la vie, si même elles ne sont un simple effet cadavérique.

C'est ce qui fit écrire à M. Devergie que la cause matérielle d'une mort subite ne pouvait être que très rarement connue au moyen des renseignements que l'on acquiert sur les circonstances qui ont accompagné ou suivi cette mort, et que l'autopsie seule pouvait éclairer un peu ce point. Gerdy et M. Velpeau ont exprimé la même pensée et d'une manière plus explicite encore, en disant qu'il est des causes inconnues de mort subite que nous ne pouvons pas plus apercevoir avant que découvrir après l'événement (1).

Mais ce qui ne paraît pas avoir été pressenti par M. Devergie, ni peut-être par les deux autres médecins que je viens de nommer, c'est qu'en dehors des causes matérielles de la mort subite, il est des causes tout immatérielles sur la nature et le mode d'action desquelles nous n'a-

(1) *Bulletin de l'Académie de médecine*, Paris, 1837, t. I, p. 895, 907.

vous pas de notions précises, et dont on ne saurait pourtant contester
ni l'existence ni l'énergie. « Ainsi, une émotion vive, la peur, la joie,
la colère, etc., peuvent être promptement suivies de mort, et alors il
faut chercher ailleurs que dans les lésions cadavériques la cause de cette
mort ; car celles-ci, si tant est qu'elles existent, ne sont pas assez pro-
noncées pour déterminer la mort immédiate, et leur importance physiologique ne rend pas compte de la spontanéité de la mort. C'est à la violence du spasme nerveux, ou pour nous en tenir au fait sans explication,
c'est à la violence de l'ébranlement nerveux tout entier qu'il faut attribuer la mort, ébranlement qui détermine des congestions ou autres accidents locaux, mais en qui réside la cause de la mort (1). » Ollivier
(d'Angers), a fait connaître plusieurs cas de mort subite de cette espèce,
et l'autopsie révélait tantôt une légère congestion pulmonaire, tantôt un
peu d'emphysème. Th. Bonet et Morgagni ont rapporté chacun un cas
analogue. M. Cazenave (de Bordeaux) a vu un vétérinaire distingué
mourir de frayeur pendant qu'on se disposait à l'opérer de la pierre.
MM. Civiale et Honoré ont entretenu l'Académie d'un fait plus étonnant
encore, puisque, dans celui-ci, la mort aurait été le résultat de la peur
d'un simple cathétérisme. Je pourrais multiplier ces exemples, et il faut
peut-être en rapprocher « les cas de mort subite cités par les auteurs,
sans lésions apparentes, et survenues à la suite d'un coup violent, d'une
opération chirurgicale grave, et même du vent du boulet ; car il est probable que, dans tous ces cas, il y a eu action sur le système nerveux. »

M. Lelut a judicieusement appelé l'attention sur ces diverses causes
de mort : « On ne saura sans doute jamais, dit-il, quelle modification
du système nerveux central ou d'une de ses parties donne lieu à l'arrêt
du cœur qui constitue la syncope et est une cause si fréquente de mort
subite. On ne sait pas davantage quelle altération du même système occasionne ces chutes ou ces morts, bien évidemment apoplectiformes,
qu'on a appelées apoplexies nerveuses, parce qu'elles ne sont produites
par aucune lésion apparente de l'encéphale, et, à moins d'une observation bien rigoureuse des symptômes, on a dû confondre souvent ces
deux genres de mort l'un avec l'autre. Toutefois les exemples d'apoplexie
nerveuse bien constatée ne sont pas rares (2). »

(1) *Gazette médicale*, 1833.
(2) *Gaz. méd.*, 1835. *In preleçons Academ.*

Quoi qu'il en soit, c'est toujours à cet ébranlement général qu'il faut, en dernier ressort, rapporter la plupart des morts subites, lorsqu'il n'existe pas de lésions anatomiques suffisantes pour les expliquer.

Mais le système nerveux se dédouble lui-même en système cérébro-spinal et système du grand sympathique, et chacune de ces divisions jouit d'une certaine indépendance, bien qu'il existe aussi entre elles une solidarité sans laquelle l'innervation générale ne saurait subsister. Ainsi, le système ganglionnaire relève du centre cérébro-spinal, en ce sens au moins que c'est de lui qu'il tire le principe nerveux dont il dispose ensuite à son gré. Ce système une fois chargé du principe nerveux émané du cerveau et de la moelle épinière, épuise la dose qu'il a reçue dans les organes auxquels il se distribue, mais il est impuissant à produire par lui-même ce principe, qu'il doit de toute nécessité emprunter au centre cérébro-spinal. Il faut en quelque sorte qu'il soit incessamment chargé par lui, et lorsqu'il cesse de l'être, la mort arrive aussitôt que le grand sympathique a épuisé sa charge.

D'un autre côté, les mouvements vitaux sont exclusivement placés sous la dépendance des ganglions nerveux ; de sorte que si les nerfs de ce système viennent à perdre leur sensibilité spéciale, soit parce que l'influence cérébro-spinale leur fait défaut, soit parce qu'une cause de tout autre ordre agit directement sur eux et paralyse leur action, les mouvements vitaux s'arrêtent, et l'encéphale, qui n'est plus sollicité par eux, cesse de sécréter le principe nerveux. Sous ce rapport le système cérébro-spinal relève du grand sympathique. De leur prééminence réciproque résulte la nécessité absolue de l'intégrité de leurs connexions ; bien qu'indépendants, ils ne peuvent se passer l'un de l'autre, et c'est précisément ce qui constitue l'unité du système nerveux.

Toutefois, tandis que l'encéphale dissémine rapidement le principe nerveux à tout l'organisme, de sorte que si cet organe reçoit un ébranlement, le choc retentit presque toujours partout à la fois, les ganglions au contraire semblent avoir une sphère d'action bien plus limitée. Le principe nerveux s'accumule dans chacun d'eux, s'y élabore probablement d'une manière différente comme dans autant de petits cerveaux, puis il n'en sort que pour se distribuer dans un seul organe, ou du moins dans des organes chargés d'accomplir la même fonction ; ce qui fait que les impressions que reçoivent les ganglions ne retentissent pas d'une manière aussi immédiate sur tout l'organisme que le font les impressions cérébro-spinales, mais ce qui n'empêche pas que ce retentissement ait lieu d'une manière médiate ou sympathique.

Lorsqu'une cause agissant sur le système nerveux ganglionnaire est de nature à troubler profondément son action, les accidents qui en résultent sont en rapport avec l'importance de la fonction lésée, et la mort peut être très prompte lorsque cette fonction est celle du cœur ou du poumon. Supposons que les nerfs cardiaques viennent à être paralysés, les mouvements du cœur se ralentiront ou s'arrêteront, et il y aura défaillance ou syncope complète. Alors deux cas peuvent se présenter : 1° Ou les connexions des nerfs ganglionnaires et des nerfs spinaux se rétabliront assez à temps pour que la restauration des mouvements cardiaques soit possible par de nouvelles décharges nerveuses, ou l'épuisement aura été assez complet pour ne pouvoir plus être réparé, et la mort sera définitive. 2° Ou la cause stupéfiante qui a paralysé l'action nerveuse du grand sympathique est passagère, ou elle est permanente. Dans la première supposition, cette cause venant à cesser, l'action nerveuse se rétablira peu à peu, et avec elle les mouvements cardiaux. Dans la seconde, ce sera en vain que le principe nerveux émanant constamment du centre cérébro-spinal arrivera dans le grand sympathique, et s'accumulera dans la partie de ce nerf située au-devant de l'obstacle. Si celui-ci ne peut être levé, la mort n'en arrivera pas moins, et d'autant plus vite, que le cerveau se trouvera lui-même promptement privé de son excitant normal par la suspension des mouvements du cœur, qu'il cessera de sécréter le principe nerveux, et que la quantité de ce principe contenue dans le grand sympathique s'épuisant dans les autres organes, ce nerf ne réparera pas ses pertes. Les choses se passeront d'une manière analogue si la fonction nerveuse vient à être diminuée ou suspendue dans les nerfs thoraciques et pulmonaires; l'asphyxie sera imminente, la réaction sur l'encéphale très prompte, et la mort pourra survenir en quelques instants.

L'ébranlement nerveux cérébro-spinal ou ganglionnaire peut donc devenir une cause de mort subite, et l'autopsie la plus minutieuse ne constate alors aucune lésion matérielle. Cependant on ne saurait dire encore que cette lésion n'existe pas, car le tissu du système nerveux est si délicat, qu'on ne peut savoir si ce tissu ne subit pas une modification inappréciable à nos moyens d'investigation, lorsque ce système vient à être fortement ébranlé, et si la mort n'est pas alors le résultat de cette modification toute matérielle. Mais il est des cas où cette supposition n'est plus possible, ce sont ceux dans lesquels il y a eu une affection primitive de l'âme. On meurt de peur, de colère, de chagrin, de joie, etc.; et c'est bien alors le moi qui a été directement affecté, sans que ces organes y aient pris aucune part, puisqu'ils ne sont que des conducteurs destinés à lui transmettre les impressions du dehors, ou des serviteurs qui exécutent ses ordres. Alors les organes conducteurs ont régulièrement transmis l'impression, et le moi troublé a cessé de donner des ordres ; les fonctions s'arrêtent donc parce que l'impulsion vitale fait défaut. Je me réserve, du reste, de revenir sur ce point, et de démontrer par des exemples que les affections de l'âme peuvent devenir des causes de mort subite. Mais cela ne change rien au mécanisme de la mort, qui a toujours lieu en définitive, par arrêt de la respiration, de la circulation et de l'innervation. La théorie indique que cette dernière fonction est alors la première suspendue, mais l'instantanéité avec laquelle la mort a quelquefois lieu ne permet pas toujours d'en donner une démonstration pratique. Les trois fonctions semblent s'éteindre en même temps, et l'on ne peut dire ni celle qui a été frappée d'abord, ni celle qui survit la dernière.

CHAPITRE DEUXIÈME.

DE L'ÉTAT PUERPÉRAL CONSIDÉRÉ COMME CAUSE GÉNÉRALE DE MORT SUBITE.

ARTICLE 1. — ÉTAT DE LA QUESTION. — HISTORIQUE.

Les anciens accoucheurs n'ont guère porté leur attention sur la mort subite des femmes en couches, dont ils ont pourtant observé et rapporté quelques exemples. Mais ces faits n'ont point été recueillis en vue d'éclairer l'histoire de cet événement, et ils sont si peu complets, qu'ils ne sont presque jamais d'aucun secours pour l'étude de cette sorte de mort. Les observations qu'on trouve disséminées dans les ouvrages de Peu, de Mauriceau, de Delamotte, de madame Lachapelle, etc., sont très succinctes et manquent d'autopsies, de sorte qu'il est presque toujours impossible de reconnaître quelle fut la véritable cause de l'accident.

Ramsbotham paraît être le premier qui se soit proposé de jeter quelque jour sur ce point d'obstétrique. Son mémoire, très court, a été publié en 1814 dans le *Medical Repository*, je n'ai pu me le procurer. Depuis cette époque, les journaux de médecine de tous les pays ont, de loin en loin, enregistré des observations de mort subite chez des femmes en couches ou récemment accouchées, mais ces observations méritent souvent le même reproche que celles des anciens. Elles sont trop succinctes ou ne sont point accompagnées d'autopsies, ce qui ôte à la plupart d'entre elles une grande partie de leur valeur. Cependant il est quelques-uns de ces faits isolés qui, en raison des circonstances où ils se sont produits et de l'autorité des personnes qui les ont relatés, paraissent offrir toute l'authenticité désirable. Mais le travail le plus important sur ce sujet est celui que le docteur Alfred At. Mac Clintock, médecin adjoint à l'hospice de Dublin, a publié en 1852 dans le *Dublin medical Press*, et dont l'*Union médicale* a donné une bonne traduction. Enfin on consultera avec avantage les procès-verbaux de la Société de chirurgie (séance du 7 janvier 1852), ceux de la Société médicale d'émulation ; plusieurs observations intéressantes ont été communiquées à ces compagnies. Par malheur, la discussion à laquelle elles ont donné lieu a été trop courte pour jeter beaucoup de lumière sur la question. Les traités classiques d'accouchement, ceux de MM. Cazeaux et Chailly en particulier, ont aussi, en rapportant plusieurs des mêmes observations, effleuré la question des morts subites puerpérales.

Une femme peut être frappée de mort subite pendant sa grossesse, au moment de sa délivrance, ou bien à une époque assez peu éloignée de celle-ci pour qu'elle se trouve encore sous l'influence puerpérale. Dans chacune de ces trois circonstances, la mort peut avoir eu pour cause une maladie étrangère à l'état puerpéral, ou bien elle peut être le résultat d'une affection liée à cet état. Mais il n'est pas facile d'établir cette distinction d'une manière précise, et lorsqu'on tient compte des modifications si nombreuses et si intimes que la puerpéralité détermine dans l'économie de la femme, on ne peut guère admettre que la mort subite qui la frappe alors ait une cause tout à fait indépendante de ces modifications. Quand bien même l'autopsie démontre que cette mort doit être attribuée à une de ces lésions matérielles graves, qui ont cet événement fatal pour résultat habituel, toujours est-il qu'on ne saurait pour cela affirmer que la grossesse, l'accouchement ou ses suites n'ont point avancé l'heure de la mort. Qui ne sait d'ailleurs que toutes les maladies prennent, chez la femme grosse ou accouchée depuis peu, une physionomie spéciale, qu'elles empruntent à son état. Sans doute la grossesse ne prédispose pas d'une manière bien sensible les femmes aux affections communes, mais elle est toujours une circonstance au moins fâcheuse dans ces affections; non-seulement parce qu'elle peut déterminer une série d'accidents qui lui sont spéciaux, et qui gêneront le médecin dans son traitement, mais encore parce que, en dehors de tout cela, la grossesse ou ses suites constituent toujours par elles-mêmes une complication sérieuse dans toutes les maladies graves. Il est vrai que, dans ces derniers temps, on a proposé de traiter les femmes grosses comme si elles ne l'étaient pas, et que les quelques observations présentées à l'appui de cette méthode ont paru donner des résultats assez satisfaisants; mais telle n'était point la manière de faire des anciens médecins, nos maîtres dans l'art, et je continue de croire, avec le plus grand nombre encore, que l'état de grossesse fait presque toujours naître des indications nouvelles dans le traitement des maladies, alors même que celles-ci ne semblent pas être directement liées à cet état. Lors donc que la soudaineté de la mort chez une femme grosse paraît suffisamment expliquée par le fait d'une maladie concomitante et qui semble étrangère à l'état de gestation, j'ai, malgré cela, peine à croire que cet état n'ait exercé aucune influence sur la rapidité avec laquelle cette affection a marché, et sur sa brusque terminaison. La mort doit, à plus forte raison, être rapportée à l'état puerpéral, lorsqu'il n'existe aucune maladie antérieure, aucune lésion anatomique de nature à l'expliquer. Il faut alors, de toute nécessité, en chercher la cause dans un ébranlement général lié à l'état puerpéral.

Je ne crois pas que l'état puerpéral soit purement local.

Sans doute les violences dont les organes génitaux de la femme ont été le siége pendant l'accouchement prédisposent ces organes aux inflammations; il arrive même assez souvent que ces violences exercent sur les organes environnants, l'utérus et ses annexes, une influence de voisinage qui les prédispose aussi aux inflammations; celles-ci réagissent

ensuite sur tout l'organisme, ainsi que l'a parfaitement fait observer
M. N. Guillot. Mais ce n'est pas là qu'est le plus grand danger des affections puerpérales, il se trouve dans une disposition générale de l'organisme de la femme, qui est le résultat d'un épuisement qui n'est pas
seulement consécutif à l'accouchement, mais qui a été préparé de longue
main, pour ainsi dire, par le travail même de la grossesse. C'est véritablement cette disposition qui constitue ce qu'on doit appeler l'état
puerpéral. Vienne maintenant une inflammation locale, une métrite, une
péritonite, etc.; cette maladie, déjà sérieuse par elle-même, revêtira un
cachet de gravité bien plus grand encore, parce qu'alors non-seulement
une inflammation locale réagira sur tout l'individu, mais aussi parce
qu'une disposition générale et préexistante à l'état local exercera sur
celui-ci une influence de nature à le rendre plus dangereux encore. Il en
sera de même pour toutes les maladies de la nouvelle accouchée; de sorte
qu'une affection légère en apparence prendra souvent des proportions
gigantesques sous l'influence de l'état puerpéral. On voit tout de suite
comment une maladie du cœur, du poumon ou des centres nerveux, qui
eût duré longtemps encore, se terminera quelquefois brusquement
alors.

De plus, bien que l'état puerpéral n'exerce le plus souvent sur les
forces de la femme qu'une simple dépression qui n'a rien de morbide,
il devient aussi, dans quelques cas, une maladie véritable. On ne saurait expliquer autrement ces épidémies puerpérales si graves, auxquelles
succombent un grand nombre de femmes, en présentant toujours le
même appareil de symptômes, quoiqu'elles soient, en apparence au
moins, placées dans des conditions d'hygiène très variées. C'est ainsi
que durant un certain temps on voit, dans une localité, beaucoup de
fièvres puerpérales proprement dites, soit dans les hôpitaux, soit dans
la pratique civile; tandis que, dans une localité voisine, il y a immunité
complète (1). Une autre année, on n'observera plus de fièvres puerpérales, mais un grand nombre de phlébites utérines, de phlegmasies
blanches, etc. Il est clair qu'il y a là, indépendamment de l'influence
épidémique qui sévit également sur tout le monde, quelque chose d'in-

(1) Discussion à l'Académie de médecine sur la fièvre puerpérale (*Bulletin de l'Académie de
médecine*, Paris, 1858, t. XXIII).

connu qui fait que les nouvelles accouchées sont seules sensibles à cette influence ; ce quelque chose est l'état puerpéral lui-même. Il est infiniment probable que cet état peut par lui-même, sans le secours d'aucune complication morbide, donner lieu à des accidents graves, à la mort subite même chez certaines femmes.

Il détermine alors chez elles une attrition des forces nerveuses, et la mort arrive en quelques instants, le plus souvent par syncope, quelquefois par asphyxie ou par apoplexie, sans que le scalpel puisse trouver la cause matérielle de cet événement. Mais j'ai hâte d'ajouter que cela est infiniment rare, et il ressortira des observations qui seront rapportées dans ce travail, que presque toujours la mort subite des femmes en couches est le résultat d'une affection plus ou moins avancée de l'un des organes essentiels à la vie. L'état puerpéral n'est point la cause essentielle de la mort, il en est seulement la cause occasionnelle.

ART. II. — DU TROUBLE DES FONCTIONS CHEZ LA FEMME GROSSE.

La santé est le résultat d'un équilibre parfait dans l'exercice de chacune de nos fonctions. Si l'une d'elles vient à être dérangée, les autres le seront aussi tôt ou tard, plus ou moins, parce qu'il y a solidarité entre elles. Mais il n'en est aucune qui ait une action plus directe et plus puissante sur les autres que la fonction de la nutrition. Lorsque la nutrition cesse de se faire convenablement, l'organisme tout entier est en souffrance. D'abord le sang s'appauvrit, parce qu'il ne reçoit plus les matériaux de réparation en aussi grande quantité, et cet appauvrissement du sang est encore augmenté, chez la femme grosse, par le fait même de son état, puisqu'une partie de ses éléments nutritifs est employée à l'alimentation de l'enfant.

Les troubles de l'appareil digestif sont fréquents au début de la grossesse, et très variés dans leurs formes. A quelque degré qu'ils existent, ils ont pour résultat direct une diminution de la nutrition. Lorsque ces troubles prennent une certaine intensité, qu'il y a des vomissements graves, que la femme ne peut recevoir aucune espèce de nourriture, la mort survient ou par inanition, ou par épuisement nerveux. L'avortement naturel ou provoqué ne suffit pas même toujours alors pour sauver les jours de la femme dont le système nerveux a reçu un ébranlement qui n'est plus compatible avec la vie.

3

Cependant je ne sache pas que la mort subite soit arrivée dans ces circonstances, bien qu'on la conçoive facilement chez une femme ayant une affection du cœur ou prédisposée aux congestions cérébrales ou pulmonaires. La syncope, si fréquente pendant les premiers temps de la gestation, me paraît devoir être presque toujours rapportée aux troubles de l'appareil digestif, et j'espère le démontrer plus tard. Cette syncope est parfois assez complète pour être inquiétante, cependant je ne connais pas d'exemples où elle ait été mortelle.

Les troubles digestifs disparaissent d'ordinaire vers le milieu de la grossesse, et la santé, souvent alors très affaiblie de la femme, paraît se raffermir. Mais ils reparaissent à la fin, et peuvent être surtout fort graves à cette époque. En effet, à ces troubles eux-mêmes, au marasme consécutif, à une alimentation insuffisante, aux efforts si pénibles et si congestionnants du vomissement, il se joint d'autres conditions qui dépriment encore les forces de la femme et que je vais avoir à signaler dans le paragraphe suivant. Pourtant je ne connais point encore d'exemple de mort subite qui puisse être, d'une manière certaine, attribuée à l'altération des fonctions digestives vers la fin de la grossesse, mais plus d'une fois j'aurai à signaler l'influence concomitante de cette cause.

Pendant l'accouchement, il y a quelquefois des vomissements; la femme peut avoir une indigestion, si elle a pris un repas trop peu de temps avant que les douleurs se déclarent; mais je ne sache pas encore que ces divers accidents aient alors jamais à eux seuls déterminé la mort subite.

Après la délivrance l'estomac conserve souvent une grande susceptibilité; et si l'on n'y prend garde, il peut, lorsqu'il est imprudemment sollicité, donner lieu à des accidents sérieux. Mes recherches m'ont appris que plusieurs femmes mortes subitement et sans causes connues, quelques jours après leur accouchement, venaient de faire un repas plus copieux que les précédents. Deux fois la mort subite parut le résultat d'un purgatif, donné avec trop peu de précaution peut-être, ou bien à une dose trop forte. Dans ces cas, on est en droit de se demander s'il y a bien eu relation entre la mort et l'excitation de l'estomac, ou s'il n'y a eu là qu'une simple coïncidence. Mais je suis très porté à admettre la première hypothèse, car il est au moins bien probable que, chez la femme grosse, les troubles de l'appareil digestif sont le résultat d'une lésion de l'innervation, et par conséquent toute excitation anormale de l'estomac peut et même doit augmenter cette lésion. On sait, d'autre part, que la mort subite peut être déterminée par une lésion, même légère, du nerf grand sympathique abdominal. Le remarquable travail que M. Flourens a publié sur ce nerf a mis ce fait hors de doute. Or, les irritations de l'estomac réagissent très immédiatement sur le plexus solaire, le plus important des centres nerveux ganglionnaires, et les irritations qui lui sont ainsi transmises peuvent être assez fortes pour déterminer la mort subite. J'aurai encore à revenir sur ce point.

§. I. — Troubles de la nutrition et de la circulation.

L'altération de la nutrition, et par conséquent du sang, est le corollaire obligé des troubles de la digestion qui ont quelque intensité et quelque durée. Cette pensée a été bien développée par M. Cazeaux, qui le premier, mettant à profit les travaux sur le sang de MM. Andral et Gavarret, Becquerel et Rodier, Regnault, Beau, etc., a parfaitement établi la fréquence de la chlorose chez la femme grosse, et a heureusement rapporté à cette chlorose la plupart des accidents qui, chez elle, tiennent aux lésions de la circulation et que les anciens accoucheurs regardaient comme dus à la pléthore.

Au début de la gestation, les sympathies digestives sont si vives, même dans les bonnes grossesses, que la composition du sang de la femme doit en recevoir une profonde modification, et c'est précisément ce que l'analyse chimique a prouvé. La composition chimique de ce liquide varie aux diverses époques de la grossesse, et l'on peut dire d'une manière générale, que le sang s'appauvrit davantage à mesure qu'elle avance. On peut, en résumant les travaux entrepris sur ce sujet, rapporter à quatre chefs les modifications assez importantes que présente le liquide sanguin :

1° Diminution des globules : marche lentement au début, augmente notablement dans la deuxième moitié, devient parfois considérable à la fin (de 127 à 100).

2° Diminution de l'albumine : commence aussi dès le début, baisse plus rapidement vers la fin (de 70 à 66).

3° Augmentation de la fibrine : commence vers le milieu de la gros-

sesse et augmente jusqu'à la fin. La fibrine est même un peu diminuée
au début (de 3 à 2,5, puis monte à 4).

4° Augmentation du sérum : commence dès le début et augmente
jusqu'à la fin (de 791 à 818). Il paraîtrait qu'au début l'augmentation
serait brusque ; qu'elle diminuerait vers le troisième mois, pour croître
ensuite régulièrement jusqu'à la fin.

Quant aux principes fixes du sérum autres que l'albumine, ils éprouvent dans tout le cours de la grossesse une oscillation dont il est difficile de saisir la loi (entre 11 et 8). Tous ces chiffres résultent de
moyennes prises sur la table de M. Regnault, indiquant la composition
du sang chez les femmes aux diverses époques de la grossesse.

Déjà MM. Becquerel et Rodier avaient, en 1844, établi cette conclusion dans un mémoire présenté à l'Académie de médecine : « La
grossesse exerce sur la composition du sang une influence notable qui
peut s'exprimer ainsi : forte diminution des globules, diminution plus ou
moins considérable de l'albumine, augmentation légère de la fibrine et
de la matière grasse phosphorée, augmentation de la proportion d'eau. »

Il n'est pas sans intérêt pour mon sujet de rechercher quelle peut
être la signification physiologique ou pathologique de ces diverses altérations du liquide nourricier.

La théorie indique qu'à l'augmentation de l'eau et à la diminution
des globules se rapporte un état anémique et partant une diminution
de l'influx nerveux. L'abaissement de la fibrine qui existe dans les premiers temps de la grossesse a aussi la même signification. De sorte
qu'à cette époque déjà, le sang présente un appauvrissement notable.
Sa puissance nutritive est moindre qu'à l'état de vacuité. Et maintenant
qu'une courte digression me soit permise. Je me suis demandé s'il ne
faut pas voir là une composition du sang plus en harmonie avec les
premiers besoins de l'embryon. Le lait, première nourriture de l'enfant,
varie dans sa plasticité avec l'âge de l'enfant : le sang de la mère, nourriture de l'embryon (nourriture médiate, sinon immédiate), doit aussi
varier dans sa composition selon l'âge de celui-ci. Dans les premiers
temps, il est encore trop faible pour élaborer une nourriture succulente,
il la tire d'un sang appauvri, et des troubles variés sympathiques de
la grossesse, surtout dans l'appareil digestif, sont chargés de produire
cet appauvrissement du sang.

Au point de vue qui doit nous occuper ici plus spécialement, cet appauvrissement n'est pas encore assez considérable, et il n'existe pas surtout depuis un temps assez long, pour avoir exercé une action considérable sur les forces générales de la mère ; cependant cette action est déjà très manifeste chez plusieurs femmes qui sont alors sujettes aux défaillances et même aux syncopes. Malgré cela je ne connais pas d'exemples de mort subite par cette cause à cette époque de la grossesse.

Vers le milieu de la grossesse, il est assez ordinaire de voir cesser les troubles digestifs, et l'organisme tout entier en ressent un grand bien-être. L'appétit est vif, la santé revient, et cependant la composition du sang continue de s'altérer de plus en plus jusqu'à la fin. C'est qu'à partir de cette époque, l'enfant absorbe une quantité de matériaux nutritifs de plus en plus grande. Aussi, malgré un appétit souvent excessif, qui lui permet presque toujours une alimentation abondante, la mère ne peut élever son sang à la plasticité normale.

Les globules continuent de descendre, l'albumine va progressivement baisser, l'eau augmenter encore, et la fibrine, après s'être rapprochée peu à peu de son chiffre normal, continuera d'augmenter et le dépassera sensiblement. Un tel sang est bien loin d'être aussi riche que le sang normal, et pourtant, grâce à l'augmentation de la fibrine, il peut donner lieu à des phénomènes de pléthore, et présenter une couenne qui en a souvent imposé pour de l'inflammation.

La fibrine est le seul élément du sang qui dépasse chez la femme grosse la moyenne physiologique, et peut-être en faut-il chercher la cause dans le développement même de l'utérus. Cet organe, en prenant rapidement un volume et un poids considérables, absorbe à son profit une grande quantité de fibrine, qu'il ne peut emprunter qu'au liquide nourricier. Il faut donc, de toute nécessité, que par un artifice de la nature, ce liquide soit mis en mesure de fournir ce qui lui est demandé. L'augmentation de la fibrine dans le sang ne paraît pas ajouter rien à sa richesse, elle le rend seulement plus coagulable et plus disposé à l'inflammation.

Pour ce qui est de l'albumine, sa diminution est un signe certain d'anémie. Cette diminution pourrait bien n'être chez la femme grosse, que le corollaire de l'augmentation de la fibrine, si, comme le pensent

Berzelius, MM. Denis, Muller, Liebig, etc., ces deux substances sont isomères, et peuvent, sous certaines influences, se changer l'une dans l'autre, surtout lorsqu'il y a défaut d'alcalinité du liquide dissolvant, l'albumine. On sait, d'ailleurs, que la diminution de l'albumine se rencontre dans un grand nombre de maladies, et principalement lorsque les malades ont été soumis à une diète sévère. La perte de l'albumine chez la femme grosse paraît tenir aussi à une cause analogue. Le fœtus, en se nourrissant, absorbe à son profit l'albumine du sang de la mère, qui ne peut l'élever au chiffre normal, parce qu'elle se trouve ainsi dans les conditions d'une personne soumise à une inanition prolongée.

L'augmentation de l'eau n'est pas seulement directe, elle est encore relative, car les autres éléments du sang ayant diminué, le *substratum* dans lequel ils plongent doit paraître augmenté. Du reste, l'augmentation directe de l'eau, dans le sang s'expliquerait au besoin par la grande consommation que les annexes du fœtus font de cet élément; et si l'on songe à la fréquence des hydropisies chez la femme grosse, surtout dans les derniers temps, on aura quelque lieu d'être surpris de la grande quantité de sérosité à laquelle le sang doit fournir.

Quant aux globules, qui sont la partie la plus vivifiante du sang, il serait vraiment inconcevable qu'ils pussent conserver leur moyenne physiologique, alors que tous les autres éléments de ce liquide ont subi des altérations qui se traduisent toutes par un affaiblissement de sa vitalité.

Il me reste à signaler la part que les changements survenus dans la composition chimique du sang de la femme grosse peuvent avoir sur les causes de sa mort subite. Le phénomène le plus saillant et le plus important, peut-être, c'est un état de débilité générale qui la rendra plus accessible à toutes les influences déprimantes. La fonction de l'innervation sera affaiblie comme toutes les autres, parce que les centres nerveux recevront un sang moins capable de solliciter leur action; partant, les fonctions qui sont plus directement sous leur dépendance, celles du cœur, du poumon, etc., languiront plus ou moins, et ce sont là autant de causes prédisposantes à la syncope, à l'asphyxie, peut-être à l'apoplexie. L'augmentation de la fibrine explique la fréquence des inflammations puerpérales; elle peut aussi donner lieu à la formation de concrétions sanguines dans les vaisseaux ou dans le cœur. La diminution de l'albumine et l'augmentation du sérum rendent compte des hémorrhagies et de la fréquence des hydropisies. On conçoit tout de suite le danger que peuvent présenter ces épanchements séreux, souvent rapides, quand ils se font dans une cavité close, comme le péricarde, la plèvre, etc. Devant revenir longuement sur chacun de ces accidents, je me dois ici constater que les effets les plus généraux.

Après la délivrance, il se fait une hémorrhagie plus ou moins abondante, dont le premier effet est d'augmenter encore la pauvreté du sang. Mais il ne faudrait pourtant pas s'exagérer l'importance de la perte que les femmes éprouvent, soit tout de suite après leur accouchement, soit pendant le temps que les lochies coulent rouges; car l'utérus, diminuant rapidement de volume, exprime en quelque sorte le sang dont il est gorgé, et celui-ci est en partie refoulé dans les vaisseaux et en partie chassé au dehors, sans que l'économie puisse être très sensible à cette perte, qui, quand elle se fait dans les limites convenables, ne soustrait en réalité rien à la quantité de sang contenue dans les vaisseaux. Il y a, au contraire, assez souvent alors plénitude, et des accidents spasmodiques graves, la mort même, en peuvent être le résultat. Mais il n'en saurait plus être ainsi, si l'hémorrhagie qui suit la délivrance est abondante, si les lochies coulent trop fort ou trop longtemps. Il est bien clair qu'alors la femme s'épuise par cette grande perte ou par ces petites pertes successivement répétées. Nous verrons bientôt comment la première comme les secondes peuvent devenir des causes de mort subite, soit en produisant une syncope simple, soit en favorisant la formation de caillots sanguins dans le cœur, soit encore en facilitant l'absorption de l'air par les sinus utérins.

Nous manquons d'analyses sur le sang des femmes récemment accouchées, et il est assez difficile d'entreprendre une série de recherches comparatives sur ce sujet, l'indication de saigner après la délivrance ne se présentant presque jamais. Mais on est à priori en droit de supposer que dans les cas ordinaires, le sang revient peu à peu à son état normal et sans secousses, tandis que s'il y a fièvre puerpérale ou toute autre affection puerpérale grave et déprimante, l'appauvrissement du sang persiste, avec cette différence toutefois, qu'avant la parturition cet appauvrissement était physiologique, et qu'il devient morbide après. Je ferai ailleurs ressortir les considérations qui dérivent de ce principe. Il

faut encore observer que tout naturellement la rapidité avec laquelle le
sang reprend ses qualités normales tient à des conditions très variées
de constitution, d'habitudes, de régime, etc.

J'ai dû m'étendre un peu sur l'exposition de l'état du sang chez la
femme grosse, parce que les phénomènes que j'ai mis en relief ont
presque tous une grande importance dans le mécanisme des morts
subites puerpérales, et qu'ils seront souvent rappelés pour expliquer plusieurs d'entre elles. Je termine cette étude préliminaire par une dernière réflexion : c'est que si nous sommes aujourd'hui assez bien rensei-
gnés sur les changements qui s'opèrent dans la composition chimique du
sang des femmes grosses, nous ne savons absolument rien de ceux plus
intimes qui doivent être la conséquence des premiers. Il est impossible
de ne pas admettre que la composition matérielle du sang changeant,
son action vitale doit changer aussi, et ce n'est exprimer qu'une bien
petite partie du fait, que de dire que pendant la grossesse le sang n'a
pas autant de qualités nutritives qu'à l'état de vacuité. Quoi qu'il en
soit, cette première donnée, la seule qu'on puisse expérimentalement
déduire, est riche en applications pratiques, et constitue l'une des belles
découvertes auxquelles a conduit l'hématologie.

§ II. — Troubles de la circulation dus à des causes mécaniques.

Les troubles de la circulation qui sont le résultat des modifications
chimiques du sang ne sont pas les seuls qu'on observe pendant la
grossesse ; il en est d'autres, dus à des causes toutes mécaniques, et qui
ne laissent cependant pas que d'avoir une grande importance dans la
production des accidents qui peuvent donner lieu à la mort subite chez
les femmes en couches.

Dès que l'utérus a pris un certain développement, il exerce des compressions diverses sur les organes voisins, ce qui donne lieu à des phénomènes très variés. La compression des vaisseaux abdominaux gêne
d'autant plus le cours du sang, que le développement de l'utérus est
plus considérable. Puis cet organe étant devenu le centre d'une nutrition
très active, il se développe dans son épaisseur des vaisseaux de gros
calibre, qui reçoivent une grande quantité de sang, ce qui ne peut avoir
lieu qu'autant que la masse du sang est augmentée ; ce qui constitue

une véritable polyémie, à laquelle il faut rapporter les symptômes de pléthore, si communs pendant les derniers mois de la grossesse.

Observons toutefois qu'à raison de la composition chimique du sang, cette pléthore n'est qu'apparente; c'est une pléthore séreuse, mais qui donne lieu aux mêmes phénomènes de congestion que la vraie pléthore. Ceux-ci sont dus à la surabondance d'un sang appauvri, et son défaut de plasticité favorise les hémorrhagies et les épanchements séreux.

La vitesse de la circulation est aussi augmentée chez les femmes grosses, surtout dans les derniers temps. Presque toujours le pouls est chez elles plein et fréquent. J'en ai cherché la cause, et j'ai cru également la trouver dans les compressions mécaniques qu'exerce l'utérus gravide sur les vaisseaux. Les lois de l'hydraulique nous apprennent, en effet, que « lorsqu'un liquide coule à plein tuyau, la quantité de ce liquide qui, dans un instant donné, traverse les différentes sections du tuyau, doit être partout la même. Ainsi, quand le tuyau va en s'élargissant, la vitesse diminue ; elle s'accroît quand ce tuyau va en se rétrécissant. » Cette loi, invoquée par M. Jacquemier pour expliquer certaines hémorrhagies utérines, rend également compte de l'accélération de la circulation chez les femmes grosses. Chez elles, le calibre des veines abdominales est diminué par suite de la compression de ces vaisseaux, de sorte que le sang qui leur vient abondamment de l'utérus doit prendre une vitesse plus grande, puisqu'il faut qu'une même quantité de ce liquide traverse dans le même temps chaque section vasculaire. Le sang se trouve ainsi projeté vers le cœur avec une plus grande force ; cet organe, pour le chasser, est obligé à un plus grand effort, et de toutes ces causes combinées résulte une accélération du pouls d'abord, puis des phénomènes de congestion vers les organes qui reçoivent plus directement le sang du cœur : le poumon d'abord, le cerveau ensuite. On voit tout de suite comment cet abord plus considérable du sang vers les organes centraux de la vie peut, dans certains cas donnés, devenir une cause de syncope, de suffocation ou d'apoplexie.

C'est encore aux compressions veineuses et à la gêne qui en résulte pour la circulation, tout autant qu'à l'hydrémie plus grande, qu'il faut attribuer ces épanchements œdémateux considérables, et souvent rapides, qui, dans quelques cas, exercent aussi une certaine influence sur la soudaineté de la mort.

Si les phénomènes sur lesquels je viens d'appeler l'attention se sont produits lentement, ils augmentent jusqu'au terme de la grossesse, et la femme, qui s'y est habituée peu à peu, les supporte presque toujours sans grand inconvénient. Elle éprouve bien un sentiment de turgescence, quelques palpitations, un peu de dyspnée, un peu de céphalalgie, etc.; mais dans l'immense majorité des cas, il n'y a rien de plus, et les accidents vraiment sérieux, ceux surtout qui donnent lieu à la mort subite, tiennent à des causes combinées souvent nombreuses, presque toujours différentes pour chaque fait particulier, et dont j'apprécierai plus tard la valeur. Je ne puis ici qu'indiquer la part qui, dans ces cas, revient à une disposition organique commune à toutes les femmes grosses.

Après la délivrance, le mécanisme de la circulation éprouve un changement à peu près soudain, et qui a parfois été fatal à des femmes d'une constitution débilitée ou qui étaient atteintes de quelque affection organique du cœur ou du poumon. Alors, en effet, la plus grande partie du sang contenu dans l'utérus se trouve brusquement refoulée dans la circulation générale, par suite du retrait rapide de l'organe. De là une congestion brusque et souvent intense vers le cœur, le poumon ou le cerveau, ou vers les trois organes à la fois.

Obs. I. — *Congestion sanguine, mort imminente.* — J'ai été une fois témoin d'un accident semblable chez une forte fille, primipare, et qui était accouchée rapidement. En quelques instants la face devint vultueuse, les yeux s'injectèrent, les lèvres devinrent violettes; la respiration était bruyante et entrecoupée, la résolution des membres presque complète. Un air vif fut aussitôt donné à la malade; de l'eau fut projetée au visage. On lui fit respirer du vinaigre, la seule chose qu'on eût sous la main, et je me disposais à ouvrir la veine, quand j'eus la satisfaction de voir la respiration devenir plus naturelle, le visage pâlir et tout rentrer dans l'ordre; la circulation normale avait repris son cours. Un peu plus d'intensité dans cet accident, et cette fille était morte; je l'ai du reste crue perdue.

C'est ainsi que chez la femme grosse on observe à la fois les signes de la pléthore et ceux de l'anémie. Suivant que l'une ou l'autre de ces affections prédomine, l'autre s'efface, mais on la voit reparaître sitôt que par un traitement approprié on a rétabli l'équilibre. Ces deux affections ne sont d'ordinaire pas assez graves pour donner lieu à la mort subite; mais ce résultat peut être amené par le fait d'une disposition particulière de la femme, telle qu'une affection organique préexistante, un épuisement très grand, une émotion très vive, etc.

§ III. — Troubles de la respiration.

J'ai peu de chose à dire ici des troubles de la respiration, parce que ceux qu'on observe pendant la grossesse paraissent être le résultat des congestions sanguines ou séreuses, dont nous venons d'examiner les causes, ou bien encore celui de la compression du poumon par le refoulement du diaphragme. On conçoit aussi que la toux et la dyspnée puissent être le résultat d'un état nerveux. Les lésions de la respiration sont donc plutôt secondaires que primitives. Leur importance, comme cause de la mort subite de la femme en couches, tient uniquement aux circonstances qui ont été examinées déjà, et une étude plus complète en sera faite lors de l'examen des cas particuliers.

§ IV. — Troubles des sécrétions et des excrétions.

Les sécrétions et les excrétions sont aussi plus ou moins modifiées par l'état de grossesse. Je dois ici dire quelques mots sur trois d'entre elles.

La salivation est souvent assez abondante pour fatiguer énormément la femme sans qu'aucun des moyens proposés puisse la faire cesser. Cet accident, qui se produit dans des circonstances assez variées, est plus fréquent dans les premiers mois de la grossesse et paraît être lié aux troubles de l'appareil digestif. Il est rarement sérieux, mais on l'a pourtant vu donner lieu à des symptômes graves. M. Devilliers fils a rapporté l'observation d'une dame qui, à sa première grossesse, en fut affectée jusqu'au sixième mois; qui, à sa deuxième grossesse, saliva tout le temps; qui, à sa troisième grossesse, répandait plus d'un litre de salive par jour. L'eau glacée seule parut diminuer ce ptyalisme, et il fallut y renoncer, parce qu'il survint des étouffements violents. Reste à savoir si ces étouffements étaient l'effet de la suppression du flux salivaire ou bien s'ils n'étaient pas dus à l'impression du froid, qui, concentrant la circulation gastrique, pouvait, par cela même, refouler le sang vers le cœur et vers les poumons. Dans le cas de Bouvart et Baudelocque, le ptyalisme ne cessa qu'à l'époque de l'accouchement, et dans une seconde grossesse, une apoplexie fut le résultat de la suppression imprudente de cette salivation? J'examinerai ailleurs si l'apoplexie fut bien causée par la suppression du ptyalisme.

La sécrétion urinaire paraît toujours modifiée chez la femme grosse.

La plupart des auteurs la disent augmentée; mais M. Cazeaux pense
que c'est là une erreur d'observation, due à ce que la miction est
fréquente et peu abondante chez les femmes grosses. Pour lui, la difficulté et les besoins fréquents d'uriner tiennent simplement à des compressions diverses opérées par l'utérus sur la vessie, et cela paraît assez
probable. Les efforts de miction fatiguent beaucoup la femme ; ils sont
parfois très douloureux, et c'est à ce doublé titre que je les signale ici.
Je n'ai rien à dire du nébule dont se couvre l'urine des femmes grosses;
sa signification physiologique ou morbide n'étant pas encore déterminée. Mais quelque chose de plus important est le passage de l'albumine
du sang dans les urines de quelques femmes grosses. Rien de moins
connu que cette question, malgré les travaux importants de MM. Rayer,
Lever, Cahen, Devilliers, Regnauld, Blot, etc. MM. Devilliers et Regnauld ont constaté que chez les albuminuriques grosses', l'albumine
du sang descendait quelquefois jusqu'à 56,39. Il y a donc là une des
causes notables de l'appauvrissement du sang, dont nous connaissons
déjà les désastreux effets. M. Rayer pense que, comme dans la maladie
de Bright, l'albuminurie est ici le résultat d'une néphrite occasionnée par
la compression de l'utérus sur les veines rénales ou sur les reins eux-
mêmes. Il a plusieurs fois constaté que chez les femmes grosses, les reins
étaient plus ou moins hypérémiés. Après l'accouchement cette hypérémie cesse parce que la compression cesse. M. Cahen, dans sa thèse et
dans plusieurs travaux ultérieurs, a, presque de point en point, adopté
les opinions de M. Rayer, son maître. M. Blot pense, au contraire, qu'il
ne faut voir là qu'un simple trouble fonctionnel des reins. Il appuie son
opinion sur ce que le tissu du rein ne présente jamais plus qu'une simple
hypérémie; que l'hydropisie manque souvent; et que, quand elle existe,
elle disparaît toujours très rapidement après la grossesse; qu'il n'y a
que rarement des douleurs lombaires ; qu'il n'y a pas de réaction générale, pas d'amaurose; que l'albuminurie disparaît presque toujours très
rapidement après l'accouchement, et qu'elle est sans gravité lorsqu'elle
n'est pas compliquée de congestion cérébrale; qu'elle est, du reste,
sans influence marquée sur la marche de la grossesse, la vie du fœtus,
la durée du travail, la délivrance, les suites des couches, etc. ; que plus
de la moitié des femmes albuminuriques n'ont point d'œdème, et que
si l'éclampsie s'accompagne d'albuminurie, la réciproque est loin d'être

vraie, etc. Pour mon compte, j'ai essayé par la chaleur et par l'acide nitrique l'urine d'une vingtaine de femmes infiltrées, sans jamais y avoir trouvé d'albumine, ce qui se trouve, du reste, être en rapport avec une observation de M. Thierry qui a dit que l'albumine n'existe que passagèrement dans l'œdème séreux (1). On voit, par ce court exposé de la question, que l'albumine de la grossesse ne doit pas avoir une grande importance étiologique sur la mort subite des femmes en-couches; et c'est un résultat auquel on pouvait ne pas s'attendre, quand on pense aux accidents graves que cette lésion détermine dans d'autres circonstances.

Je me suis déjà expliqué sur la valeur de l'œdème séreux et des diverses hydropisies auxquelles la femme grosse est sujette; je n'ai rien de plus à ajouter en ce moment.

Un seul mot sur les transpirations excessives que j'ai vues quelquefois, fatiguer beaucoup de nouvelles accouchées dès qu'elles se livraient au sommeil. C'est particulièrement chez les femmes d'une complexion délicate que j'ai constaté ce phénomène. Une alimentation substantielle et le vin de quinquina ont, en général, produit de bons effets; mais les transpirations n'ont cessé en entier que plusieurs semaines après la délivrance, alors que les femmes n'étaient plus du tout sous l'influence puerpérale. Plusieurs raisons peuvent rendre compte de ces sueurs excessives : d'abord, la constitution débile qui y prédispose toujours, ensuite l'appauvrissement du sang et surtout son état hydrémique ; puis l'immobilité du sommeil qui favorise la stase des liquides, diminue l'activité de la circulation, et concourt ainsi à leur élimination par simple exhalaison, autant peut-être que par véritable sécrétion des organes émonctoires de la peau. Quelle que soit, du reste, la cause de ces sueurs, toujours est-il qu'elles ont pour effet d'affaiblir la femme, et ce résultat est le seul qu'il importe ici de constater.

§ v. — Troubles de l'innervation.

Il me resterait à parler maintenant des troubles dont le système nerveux est le siége pendant l'état puerpéral, mais je ne ferai qu'esquisser ici cette question sur laquelle j'aurai à revenir longuement. Chez les femmes hystériques, chez celles qui sont très excitables, très impres-

____
(1) *Thèse de Strasbourg*, 1845.

sionnables, le système nerveux est vivement affecté par la grossesse,
l'accouchement et ses suites. Ces femmes sont plus que les autres sujettes à des vertiges, à des bourdonnements, à des éblouissements, à
des défaillances, aux troubles nerveux des fonctions digestives, etc.
Lorsqu'une femme fortement constituée éprouve pendant sa grossesse
des vertiges, des maux de tête ou des étourdissements, c'est à l'afflux du
sang vers la tête qu'on rapporte ces accidents dont une saignée fait en
général justice ; mais, quand ces mêmes accidents s'observent chez une
femme d'une constitution chétive, ils sont alors le résultat d'une susceptibilité nerveuse que l'état puerpéral entretient et développe souvent
à un haut degré.

L'anémie puerpérale, sur laquelle je viens d'appeler l'attention, con-
tribue beaucoup à l'exaltation du système nerveux chez la femme grosse,
car on ne doit pas oublier que le sang modère les nerfs (*sanguis mode-
rat nervum*); mais indépendamment de cette cause, il faut tenir compte
aussi de l'influence que l'état de grossesse exerce sur le moral des
femmes. Celles-ci deviennent alors plus impressionnables, leur caractère change ; elles sont parfois bizarres, promptes à s'inquiéter, portées
vers des idées tristes ; beaucoup se préoccupent de l'issue de leur grossesse, etc. Ce sont encore là autant de causes qui les énervent et augmentent chez elles la mobilité nerveuse. L'état affectif de l'âme me
paraît un point dont il est très important de tenir compte dans l'étude
des causes de la mort subite des femmes en couches, surtout quand
on veut s'expliquer ces morts syncopales dont les recherches nécroscopiques ne peuvent nullement rendre compte. Ce n'est pas à dire pour
cela qu'il faille négliger les autres causes qui sont de nature à agir sur
le système nerveux. Ainsi, il y a pendant le travail de l'accouchement,
même le plus simple, des douleurs assez vives pour ébranler fortement
ce système. Les changements qui surviennent après la délivrance dans
le cours de la circulation sont également de nature à produire un effet
semblable. « Dans ce moment aussi les femmes éprouvent un accable-
ment profond comme après un exercice violent et immodéré. A peine
replacées sur leur lit, elles sont prises d'horripilations, de frissons,
portés quelquefois jusqu'au tremblement et aux claquements des dents.
Ces frissons modérés sont de bon augure ; ils annoncent que l'action
nerveuse et la circulation ne tarderont pas à reprendre leur rhythme

normal. En effet, le pouls, jusqu'alors serré et fréquent, devient souple et développé ; il se relève, la chaleur se ranime, la peau se recouvre d'une moiteur halitueuse; toutes les fonctions reviennent à leur état ordinaire, et la femme s'endort paisiblement. Des frissons trop prolongés doivent au contraire inspirer de l'inquiétude, car ils sont l'avant-coureur de convulsions ; quand la femme conserve de l'agitation, de la loquacité et que la peau reste sèche, il faut craindre l'hémorrhagie (1). » M. Moreau eût pu ajouter que les femmes peuvent mourir dans ce frisson, lorsqu'il est très fort. Alors la calorification ne se rétablit point, et la mort arrive dans un état qui tient de l'asphyxie et de la syncope. Le froid est, en effet, l'un des dissolvants les plus énergiques de la puissance nerveuse, et la chaleur le meilleur moyen de l'entretenir. Les expériences de Chossat ont même établi qu'une chaleur soutenue, appliquée à un animal près de mourir d'inanition, ranime l'action nerveuse presque éteinte, au point de rétablir le cours déjà interrompu des fonctions, et de rendre le retour à la vie possible, si des aliments sont rendus. La femme en couches est souvent dans un état de langueur analogue à celui que produit l'inanition.

Mais l'état puerpéral peut aussi déterminer des convulsions et des spasmes; dans ces cas, c'est encore l'élément nerveux qui est affecté. Les convulsions et les spasmes sont tantôt le résultat d'une exaltation du système, et tantôt celui de sa dépression.

CHAPITRE TROISIÈME.

DES MORTS SUBITES QUI ONT POUR CAUSE UNE AFFECTION DES ORGANES DE LA RESPIRATION.

M. Devergie, dans un mémoire présenté à l'Académie, a établi que la mort subite par le poumon était la plus fréquente de toutes, et M. Lebert, dans un très bon mémoire (2), a aussi appelé l'attention sur la grande fréquence des morts subites par lésion du poumon. Je vais d'abord extraire de ce travail quelques propositions générales qui peuvent s'appliquer à mon sujet.

(1) Moreau, *Accouchements*, t. II, p. 435.
(2) *Archives de médecine*, 1858.

« La mort par le poumon est toujours en définitive le résultat d'une asphyxie.

» La structure anatomique du poumon, l'importance de ses fonctions, ses relations fréquentes avec les organes voisins, et surtout avec le cœur, rendent la mort fréquente.

» Son tissu éminemment vasculaire et spongieux fait qu'il se congestionne facilement par du sang, de la sérosité ou de l'air.

» Ses fonctions sont solidaires de celles du cœur. Si le cœur bat plus vite et plus fort, le sang afflue au poumon, et dès lors il y aura stase du sang dans cet organe.

» Cette stase se produit encore s'il existe un obstacle au retour du sang vers les cavités gauches de l'aorte.

» La distension de l'estomac, une tumeur du ventre ou dans la poitrine, favorisent encore la congestion du poumon. »

M. Lebert démontre ensuite, en s'appuyant sur d'assez nombreuses observations, que toutes les affections du poumon sont de nature à déterminer la mort subite, bien qu'il n'en soit, à proprement parler, aucune qui ait cette terminaison pour résultat habituel. Il ne faut pour cela que le concours d'une circonstance qui n'a souvent par elle-même que peu d'importance, et qui cependant ne laisse pas que de devenir la cause réelle de la mort, soit en raison de l'affection pulmonaire préexistante, soit en raison des conditions spéciales dans lesquelles se trouve le sujet.

La femme grosse est précisément dans ces conditions : les fonctions respiratoires offrent chez elle des anomalies très variées. Chacun sait que les spasmes sont alors fréquents ; que plusieurs femmes éprouvent une difficulté à respirer d'autant plus grande, que leur grossesse approche plus de son terme ; que quelques-unes sont pendant tout ce temps tourmentées par une toux qui est tantôt forte et revient par quintes comme dans la coqueluche, qui tantôt est petite, aiguë, saccadée, et qui alors a parfois fait croire à une affection organique du poumon, etc. Si la phthisie pulmonaire paraît souvent s'arrêter pendant une grossesse, on sait aussi que l'évolution des tubercules se fait d'ordinaire beaucoup plus vite après l'accouchement. Je ne saurais dire si la grossesse prédispose d'une manière bien sensible aux inflammations du poumon, aux congestions sanguines ou séreuses de cet organe ; mais il est au moins certain que ces diverses affections sont fréquentes chez la femme grosse, et que, lorsqu'elles existent, elles constituent des complications fort dangereuses et dont il est fort difficile de se débarrasser. À l'état aigu, ces diverses maladies sont facilement reconnues, et lorsqu'elles se terminent par la mort, celle-ci ne peut jamais être subite; mais à l'état chronique leurs symptômes peu apparents, peuvent être masqués par les phénomènes généraux de la grossesse. L'affection pulmonaire passe alors inaperçue et s'il survient quelque embarras nouveau dans la respiration, une asphyxie très prompte et tout à fait imprévue peut avoir lieu. Dans ces cas, on cherche vainement la cause de la mort que l'autopsie seule peut révéler; encore celle-ci ne parle-t-elle pas toujours avec autant de clarté qu'il serait à désirer.

Un grand nombre de circonstances inhérentes à la grossesse doivent donc favoriser le développement d'une affection pulmonaire.

D'abord le développement de l'utérus, en diminuant la capacité de la poitrine, devient une cause mécanique de congestion pulmonaire. En second lieu, les compressions qu'éprouvent les gros vaisseaux et les veines, surtout à raison de leur structure, font obstacle au retour du sang, et peuvent ainsi favoriser les congestions passives. Dans l'un et l'autre cas, il ne faut parfois qu'un peu d'activité dans la circulation ou dans la respiration pour qu'il n'y ait plus rapport entre la quantité de sang que contient le poumon et la capacité de ses cellules. De là suspension de la respiration et asphyxie prompte. Le moins qu'il puisse arriver alors c'est un peu d'engouement pulmonaire, qui produira une dyspnée plus ou moins vive, et pourra, si l'équilibre ne se rétablit promptement, devenir le point de départ d'une congestion inflammatoire de tout autre nature.

Un sang moins riche arrive au poumon; il surexcite anormalement cet organe, et son simple contact détermine dans l'accomplissement des fonctions respiratoires des troubles divers qui peuvent s'élever jusqu'à la maladie, si le sujet est d'ailleurs prédisposé aux affections pulmonaires. De plus, l'appauvrissement du sang, en diminuant la plasticité de ce liquide, fait que, sous l'influence d'un battement du cœur un peu plus fort, il vient plus facilement sourdre à la surface interne des ramifications bronchiques. L'hydrohémie prédispose encore aux congestions séreuses du poumon.

Un emphysème pulmonaire peut être le résultat d'une dyspnée profonde ou prolongée.

Enfin un accès de suffocation nerveuse peut être déterminé par une lésion légère du poumon ou des bronches, ou bien encore il peut tenir simplement à une modification dynamique des nerfs pulmonaires.

Plus la grossesse avance, et plus les causes que je viens de signaler agissent activement ; de sorte que c'est presque toujours au moment de l'accouchement que les accidents respiratoires atteignent leur plus grande intensité. La distension extrême de l'utérus, les contractions de cet organe, celles du diaphragme, des muscles intercostaux et des muscles abdominaux, le spasme de la glotte qui accompagne chaque douleur, surtout dans la seconde partie du travail, les cris désespérés de la femme, les efforts inouïs qu'elle fait pour gonfler sa poitrine, et donner ainsi un point d'appui plus solide aux muscles qui s'y attachent, et qu'elle contracte avec énergie, etc. : voilà autant de causes mécaniques qui augmentent la gêne de la respiration, et qui sont de nature à produire des troubles graves. A ces causes il faut, bien entendu, ajouter l'état d'éréthisme général dans lequel se trouve la femme, et loin de s'étonner de la gravité des accidents qui peuvent survenir alors du côté de la respiration, on sera plutôt surpris qu'ils ne soient ni plus fréquents ni plus souvent terribles.

Après la délivrance, il peut arriver que le poumon ait éprouvé une trop forte commotion pendant le travail pour que ses fonctions reprennent tout de suite leur rhythme normal. Ses cellules, comprimées d'une part, gorgées de fluides de l'autre, peuvent avoir perdu une partie de leur élasticité propre, et se débarrasser difficilement des liquides ou de l'air qu'elles contiennent. Il peut s'être fait un épanchement qui de toute nécessité persistera après l'accouchement. L'impressionnabilité du poumon peut être devenue plus grande. Les modifications qu'éprouve alors la circulation générale amènent aussi des changements plus ou moins brusques et plus ou moins importants dans la circulation pulmonaire. Tantôt le sang affluera avec force vers l'organe, tantôt, au contraire, il y arrivera en moindre quantité, et à chacune de ces circonstances correspondront des phénomènes variés, et dont on ne pourra saisir la signification qu'en isolant avec soin les diverses causes auxquelles ils se rapportent.

Ainsi deux ordres de causes qui peuvent agir séparément, mais dont l'action est presque toujours simultanée, donnent lieu aux accidents qu'on observe du côté des poumons chez les femmes grosses. D'une part, il y a gêne apportée à l'exercice régulier de l'organe par suite de phénomènes mécaniques de compression ; de l'autre, il y a lésion vitale par suite de l'abord d'un sang qui n'y produit qu'une excitation insuffisante ou anormale. Dans de telles conditions, l'hématose ne saurait être régulière, et il n'est pas besoin d'insister ici sur les conséquences nombreuses de cette irrégularité. Notons seulement, pour y revenir plus tard, qu'elle est de nature à exercer une perturbation profonde sur l'innervation du poumon, et même sur l'innervation générale, et qu'il en peut résulter une asphyxie plus ou moins prompte et plus ou moins complète.

Ces quelques mots suffisent pour expliquer la plupart des troubles de la respiration chez les femmes grosses, et pour faire comprendre pourquoi il n'est qu'un petit nombre de celles-ci qui échappent complétement à leur influence. Il reste à rechercher quelles conditions peuvent, dans ces cas, déterminer une asphyxie subitement mortelle ; c'est ce que je vais essayer de faire ressortir de l'examen de quelques faits particuliers.

Obs. II. — *Mort subite pendant le travail par congestion pulmonaire.* — M. C. Devilliers a publié (*Revue médicale*, 1853) une observation très complète de mort subite pendant le travail par suite de *congestion pulmonaire*. En voici le résumé très succinct :

« Une dame jeune et élevée dans l'aisance, d'un tempérament nerveux-sanguin, primipare, d'une bonne santé habituelle et n'ayant éprouvé durant sa grossesse que quelques accidents nerveux sans gravité, qui ne l'empêchèrent pas de gagner le terme de sa grossesse, fut prise des premières douleurs vers une heure du matin. Le travail marcha lentement, mais assez régulièrement, sauf un peu d'agitation nerveuse qu'on essaya de combattre par un bain et par un lavement légèrement laudanisé. Une heure après, vers cinq heures du soir environ, survinrent des symptômes très alarmants : résolution complète des membres, alternatives de pâleur et de congestion du visage, coloration violette des lèvres, pouls à peine perceptible, respiration haute, stertoreuse, accompagnée de râles sous-crépitants en avant et à droite de la poitrine, seul côté ausculté. Du reste aucun symptôme qui dénotât soit une rupture de l'utérus, soit quelque autre lésion des organes abdominaux. M. Devilliers crut d'abord à un accident nerveux, à une syncope ; mais en voyant la coloration violette du visage augmenter et devenir permanente, la respiration se ralentir avec les mouvements du cœur, la peau, dont la température semble déjà très basse, rester insensible à toutes les excitations employées, il ne doute plus qu'il ne se soit fait un épanchement sanguin considérable dans une des cavités splanchniques. Malgré l'emploi énergique et prompt de tous les moyens excitants et révulsifs qu'il avait à sa disposition, malgré deux saignées au bras droit et une au bras gauche qui ne donnèrent que quelques gouttes de sang, la malade ne vécut que cinq à six minutes à partir du moment où les accidents s'étaient subitement aggravés. On jugea inutile de s'occuper de l'enfant. — A l'autopsie, on trouva pour toute lésion une congestion sanguine des deux poumons qui étaient comme splénifiés dans toute leur étendue et comme le siége d'un épanchement général. Mais il n'y avait aucun foyer apoplectique ; aucun moyen d'induration ou d'hépatisation, rien qui indiquât une altération organique plus ou moins ancienne, sauf quelques adhérences résultant d'une pleurésie double qu'avait eue la malade dix-huit mois auparavant. Le cœur était petit, flasque et mou ; ses cavités étaient vides et d'une coloration un peu sombre. Le cerveau ne fut pas examiné. »

L'auteur fait suivre cette observation de réflexions sur la cause de cette mort si prompte, et sur la difficulté de son diagnostic. Il était en effet assez difficile de reconnaître tout de suite à quelle affection succombait la malade. Une agitation nerveuse assez vive existait depuis le commencement du travail, puis tout à coup la face devient pâle, la malade s'évanouit, le pouls cesse d'être perceptible. Ces signes sont bien évidemment ceux de la syncope, et M. Devilliers dut y croire, d'autant plus que cet accident n'est pas très rare pendant le travail de l'accouchement. Cependant le visage se colore aussitôt, la respiration devient haute et stertoreuse, la résolution des membres est complète, et l'on s'aperçoit que le cœur continue de battre, quoique faiblement. A ces nouveaux symptômes, l'idée d'une apoplexie cérébrale dut se présenter tout naturellement à l'esprit de M. Devilliers, et il convient qu'il en fut ainsi. Mais presque en même temps, les lèvres sont devenues d'un violet foncé, le visage est tantôt pâle et tantôt violet ; il y a des râles dans la poitrine, la respiration est incomplète et moins fréquente, les muscles inspirateurs offrent des alternatives d'effort et de calme, la peau est déjà froide, il est clair que la malade étouffe. Et devant ces derniers symptômes, le médecin soupçonne, plutôt qu'il ne reconnaît, une congestion pulmonaire : l'autopsie seule devait la révéler.

Supposons maintenant que l'ouverture n'eût pas été faite, et il serait embarrassant, même à tête reposée, de dire de quelle manière cette femme est morte. Il y a eu asphyxie sans doute, mais une syncope a précédé l'asphyxie, et les phénomènes apoplectiques qui l'ont accompagnée ne permettent guère de décider si la mort a été le résultat d'une congestion pulmonaire ou cérébrale. Le plus sage serait donc d'imiter la réserve de M. Devilliers, et de dire avec lui qu'un épanchement sanguin considérable a eu lieu dans une des cavités splanchniques.

L'autopsie met en évidence une congestion pulmonaire très forte et très étendue; les deux poumons sont imperméables dans leur totalité; dès lors suspension complète de l'hématose et retentissement soudain sur les fonctions du cœur et sur celles du cerveau. La lésion du poumon suffit pour expliquer la rapidité de la mort, car il existe d'autres exemples d'apoplexies pulmonaires aussi promptes que celles-ci; mais il est cependant regrettable que le cerveau n'ait pas été examiné. Les symptômes présentés par la malade portent à croire que l'encéphale eût présenté des altérations importantes à noter. Dans les cas de mort subite par le poumon, ces deux organes sont souvent frappés de la même manière et du même coup. Il suffit à ce sujet de rappeler que, sur quarante observations de morts subites suivies d'autopsie, Devergie a signalé douze fois cette coïncidence.

L'état dans lequel fut trouvé le cœur prête aussi à une remarque. Il était flasque et mou, ses cavités étaient vides. Ces caractères sont ceux de la syncope, et non ceux de l'asphyxie, où l'on trouve d'ordinaire les cavités droites du cœur et tout le système veineux gorgés de sang. Il est vrai que lorsque l'asphyxie est très prompte, le cœur peut être trouvé vide, mais alors cet organe est dur et revenu sur lui-même; ses parois sont fortement contractées, et ces circonstances indiquent que la mort a eu lieu pendant un effort extrême de systole. Ici ces conditions ne sont pas remplies, puisque la flaccidité et la mollesse du cœur ont attiré l'attention. Faut-il voir là un commencement de décomposition cadavérique, ou bien y aurait-il quelque relation entre l'état du cœur et les phénomènes de syncope qu'a présentés la victime au début des accidents? D'une part, l'état de décomposition assez avancé du cadavre, quelques bulles d'air contenues dans les cavités cardiaques, l'aspect noirâtre du sang et son peu de coagulabilité, qui ont aussi été signalés dans les détails nécroscopiques, semblent indiquer que la flaccidité du cœur pourrait bien se rapporter à la putréfaction; mais d'un autre côté une congestion aussi violente que celle qui a eu pour résultat la splénisation subite et totale des deux poumons, n'a pu se faire sans que le sang ait été chassé dans ces organes avec une grande force, c'est-à-dire sans une puissante contraction du cœur droit, et il n'est pas impossible qu'après un tel effort, l'action dynamique du cœur se soit trouvée un instant paralysée. Dès lors les phénomènes de la syncope s'expliquent aisément, et l'on comprend aussi ces alternatives de pâleur et de rougeur qui ont duré jusqu'à la mort. Ainsi, bien que la congestion pulmonaire me paraisse très certainement la cause principale et immédiate de la mort, je serais assez disposé à croire qu'il y a eu un commencement de syncope, et que celle-ci, en arrêtant soudainement la circulation, a fait obstacle au retour du sang contenu dans le poumon, et a augmenté la congestion de cet organe. Une seconde raison qui me fait croire à la syncope, c'est que les saignées pratiquées n'ont pas donné de sang; ce résultat est habituel dans cette affection, il est exceptionnel dans les apoplexies cérébrales ou pulmonaires.

Voyons maintenant quelles ont pu être les causes de cette congestion rapide. On ne saurait vraiment les chercher dans les antécédents de la malade, qui se portait bien, et qui n'avait eu aucune affection grave depuis dix-huit mois, époque à laquelle elle a eu une pleuro-pneumonie. On pourrait tout au plus trouver dans cette affection ancienne et dans les adhérences pleurales qui en avaient été la conséquence, une cause prédisposante très peu active de l'apoplexie pulmonaire.

Les circonstances du travail rendent-elles mieux compte de ce malheureux événement? M. Devilliers ne le croit pas. La présentation de l'enfant était bonne; tout a d'abord marché régulièrement, quoique lentement; si plus tard il est survenu de l'agitation nerveuse, de la céphalalgie, de la fréquence du pouls, il n'y a rien eu là qui ne s'observe souvent sur les primipares; les douleurs elles-mêmes n'ont pas été très vives. M. Devilliers rejette aussi l'influence du bain et celle du lavement laudanisé comme cause de congestion pulmonaire, et il ne voit avec raison, dans toutes les circonstances de ce travail, *aucune cause active, efficace, particulière de l'apoplexie pulmonaire.*

L'influence puerpérale écartée, il ne reste plus qu'à chercher la cause de cette mort dans des circonstances extérieures à la malade, *en un mot dans la constitution médicale régnante.* Ici M. Devilliers affirme qu'à la même époque on a observé bon nombre de morts subites, de maladies graves et insolites accompagnées de phénomènes septiques rapidement mortels; que l'on a signalé une tendance hémorrhagique et apoplectique manifeste; que M. Leblanc père, vétérinaire distingué, lui a dit que bon nombre d'animaux domestiques étaient morts subitement par ce que l'on appelle sang de rate (apoplexie de la rate ou du foie), ou par véritable apoplexie pulmonaire. Partant de ces considérations, M. Devilliers rapporte à une cause épidémique de même ordre la mort de sa malade.

Je ne suis pas en mesure de discuter cette opinion, qui peut être fondée, mais qui me paraît plutôt spécieuse, et je comprends mal qu'après avoir récusé tour à tour l'influence des modifications que la grossesse détermine dans la composition du sang et dans la circulation générale, qu'après avoir rejeté l'influence du travail même de l'accouchement, celle d'un bain prolongé bien qu'il ait été donné tiède, celle des narcotiques, bien qu'ils aient été employés à petite dose, etc., l'auteur se montre plus disposé à admettre que sa malade a succombé à une sorte d'apoplexie épidémique. Cette conclusion me semble par trop vague, et si je ne croyais que la mort de la malade de M. Devilliers doit s'expliquer par des considérations tirées de son état de grossesse, je regarderais cette mort comme un fait isolé et sans rapports appréciables avec les circonstances ambiantes.

Sans doute il n'y a eu dans les phénomènes qui ont accompagné le travail de l'accouchement, aucun qui fût cause efficiente d'apoplexie pulmonaire, mais c'est à l'ensemble même de ces phénomènes qu'il convient de rapporter l'accident, et, pour l'expliquer, je n'ai qu'à rappeler les considérations par lesquelles j'ai commencé ce chapitre. L'événement pouvait-il être prévu ? Non ; car un pareil fait est si rare, que M. Devilliers le regarde comme unique dans la science. Prévu, on l'eût probablement conjuré par une saignée, mais les symptômes du début n'étaient pas assez sérieux pour que ce moyen y trouvât une indication précise. C'est surtout à l'état nerveux que je serais tenté de rapporter la part la plus active dans la production de cette apoplexie. Cet état, en activant la circulation générale, a certainement favorisé le raptus du sang vers les parties susdiaphragmatiques, raptus qui existe toujours à un certain degré, et que tous les accoucheurs ont remarqué, puisqu'ils ont signalé que la face devenait vultueuse et la respiration difficile pendant les contractions utérines. L'état nerveux a dû aussi n'être pas sans effet sur la production de cette syncope, dont les symptômes ont été saillants au début des accidents, et dont les caractères anatomiques ont été constatés par l'autopsie. Cette syncope n'a pas dû être sans influence sur la promptitude de la mort, bien qu'elle n'ait pas été sa cause directe, puisqu'elle n'a pas été complète. J'ai déjà dit comment elle avait rendu la congestion plus grave, n'eût-elle pas eu d'autre mode d'action, celui-ci serait déjà important.

Cette observation se prêterait encore à de nombreuses remarques ; je n'en ferai plus qu'une. La malade de M. Devilliers a succombé à une asphyxie par arrêt de la circulation pulmonaire ; il paraît à peine possible d'en douter, lorsqu'on se met en face des détails nécroscopiques. Cette espèce d'asphyxie est si rare, que M. Bérard a mis en doute son existence, parce que le phénomène qui se produit alors est trop complexe pour qu'on puisse en saisir le point de départ. Ici ce phénomène paraît assez simple pour être analysé, et il me semble devoir être décomposé ainsi : activité plus grande de la circulation, contraction plus énergique du cœur, à laquelle succède un état syncopal du côté du cœur, un envoi trop copieux de sang au poumon. La syncope arrête la circulation, et le poumon demeurant gorgé de sang, dont il ne peut se débarrasser, il y a une asphyxie par arrêt de la circulation pulmonaire. Cette sorte d'asphyxie n'est point spéciale à la grossesse, mais il y a pourtant lieu de remarquer que, chez la femme grosse, son mécanisme se comprend parfaitement. Qu'une fois au moins elle a produit la mort subite, et que les phénomènes dyspnéiques du travail de l'accouchement peuvent souvent être expliqués par elle.

Obs. III. — *Mort subite par congestion pulmonaire.* — M. Devilliers, rappelant ses souvenirs, cite, à la suite de cette observation, deux autres faits de congestions pulmonaires pendant le travail de l'accouchement. L'un extrait de la thèse de M. Giret-Dupré (Paris, 1806, n° 143), dans lequel il y eut congestion et angine, et sur lequel l'auteur n'a donné que des détails très vagues, qui ne sont pas d'ailleurs appuyés sur l'examen cadavérique. L'autre, observé par lui à la Clinique, en 1845, et dont il ne rapporte que les traits principaux. Voici ce fait :

Obs. IV. — *Mort subite par congestion pulmonaire.* — Une femme de trente et un ans, primipare, avait été atteinte vers le deuxième mois de sa grossesse d'une hémiplégie gauche qui fut guérie par des saignées, des sangsues et autres moyens. A sept mois et demi, vers quatre heures du matin, elle fut prise d'un accès de suffocation, sans cause connue et sans symptômes précurseurs, qui dura jusqu'à la mort, laquelle a eu lieu à sept heures du matin. Pendant ces trois heures, il y avait eu un commencement de travail ; on arriva trop tard pour chercher à sauver l'enfant. — A l'autopsie on trouva un peu de sérosité dans la cavité cranienne, ramollissement ancien du corps strié droit, substance cérébrale saine d'ailleurs. Endurcissement cartilagineux avec concrétion osseuse de la valvule auriculo-ventriculaire gauche, oreillette du même côté distendue par un caillot sanguin. Une grande quantité de sérosité limpide dans les deux plèvres. Sommet du poumon droit œdémateux, imperméable à l'air, résistant sous le doigt, foyer apoplectique du volume d'une grosse noix au bord antérieur du lobe inférieur. Sommet du poumon gauche infiltré et imperméable comme le droit, mais hépatisation rouge plus considérable dans le lobe inférieur. Rien à noter dans les autres organes.

Ici les lésions sont plus nombreuses que dans le fait qui précède, mais elles sont moins étendues, et aucune n'est de nature à suspendre immédiatement la respiration. Aussi la mort a-t-elle été moins prompte ; elle a eu lieu par insuffisance de l'hématose, et non par arrêt soudain de cette fonction. Les trois heures d'angoisse qu'a endurées la malade s'expliquent parfaitement, et l'on conçoit même telles circonstances où le retour à la vie eût été possible. Si cette femme n'eût pas été ouverte on n'aurait point soupçonné des lésions aussi multiples et aussi variées, mais les symptômes qu'elle a présentés auraient cependant indiqué une affection grave du poumon. Il est même probable que l'examen de la poitrine eût fait reconnaître l'épanchement pleurétique. C'est en effet cet épanchement qui me paraît avoir eu la plus large part dans la mort de cette femme ; il a dû exercer une compression énorme sur le poumon déjà refoulé par diaphragme, et dont une portion seule continuait de respirer. Des lésions aussi nombreuses que celles qui existaient chez cette malade ne peuvent guère s'expliquer par une cause unique, mais il se peut que les causes particulières aient été mises en jeu par une influence générale.

Cette femme était convalescente d'une affection qui avait été traitée par de larges émissions sanguines et autres moyens actifs ; sa constitution était donc débilitée. De là une prédisposition aux épanchements séreux, prédisposition que pouvait encore augmenter l'état de grossesse. Le cœur était aussi le siége d'une dégénérescence qui devait nécessairement amener des troubles fréquents dans ses battements, et le caillot trouvé dans l'oreillette gauche démontre assez que, durant les derniers instants de la vie, il y eut arrêt de la circulation cardiaque. Je ne parle pas, à dessein, de la lésion du corps strié droit. Dans de telles conditions, il ne fallait qu'un mouvement un peu plus impétueux du cœur pour que la quantité de sang lancée au poumon engouât d'abord cet organe, et cela d'autant plus facilement que le retour du sang au cœur s'opérait difficilement, dès que cet organe éprouvait quelque variation dans son rhythme. Mais bientôt de nouvelles ondées sanguines arrivent au poumon, la suffocation commence, des foyers apoplectiques se forment dans les points où le sang arrive avec le plus de force, ou dans ceux où le tissu pulmonaire offre le moins de résistance; le sang appauvri laisse facilement passer sa partie séreuse au travers des mailles du poumon, un épanchement se fait dans la plèvre, et il est largement favorisé par les secousses incessantes que provoque la suffocation. Tout cela se conçoit parfaitement; mais quelle part revient à l'état puerpéral? Celle évidemment que cet état a eu dans l'appauvrissement du sang, celle qu'il peut avoir comme cause mécanique des troubles de la circulation, celle enfin qui peut être le résultat des modifications que cet état exerce sur l'innervation générale, et c'est assez, je pense, pour qu'on ne doive pas regarder la cause de la mort, en pareil cas, comme étrangère à la grossesse.

Obs. V. — *Mort à peu près subite par congestion pulmonaire.* — Un fait qui ne manque pas de rapports avec les deux précédents, a été observé, en 1854, à l'hôpital Saint-Antoine, dans le service de M. Aran. On en trouve la relation dans le *Bulletin de thérapeutique*. En voici l'abrégé :

« Le sujet est une femme grosse pour la quatrième fois, et qui avait éprouvé à chacune de ses grossesses des accidents de suffocation fort graves; les jours de la malade avaient été plusieurs fois en danger, et deux fausses-couches avaient eu lieu. De plus, cette femme avait eu successivement une bronchite capillaire, une fluxion de poitrine, un rhumatisme articulaire et le choléra. Elle avait aussi été traitée pour une maladie du cœur. Sa respiration était habituellement gênée; sa constitution était très détériorée. Lorsqu'elle entra à l'hôpital, elle était au sixième mois de sa grossesse; elle se plaignait de dyspnée et de battements de cœur; les bruits de cet organe étaient voilés par des râles sibilants et sonores. Rien cependant n'indiquait l'invasion des accidents graves qui eurent lieu le lendemain. Tout à coup l'anxiété respiratoire devient extrême. En une heure la malade remplit six crachoirs énormes d'écume bronchique sanglante; la toux est quinteuse, saccadée, l'asphyxie imminente. Les extrémités sont déjà froides et cyanosées, la respiration haute et précipitée, le pouls misérable; une écume sanglante coule par régurgitation et sans efforts; la malade est regardée comme morte. Cependant une médication active est employée : sinapismes, applications fréquentes du marteau de Mayor à la poitrine et le long des attaches du diaphragme; potion vomitive, lavement purgatif, etc. Sous l'influence de ces moyens, la malade reprend connaissance et le soir elle paraît hors de danger. Mais le lendemain nouvelle congestion, qui cède aux mêmes moyens. Les jours suivants il n'y eut plus de congestion, mais l'état de la malade empirait notablement. Elle ne sentait plus remuer et les battements du cœur de l'enfant avaient cessé depuis quatre jours. M. Aran se décide à provoquer l'avortement. La rupture de la poche fut suivie d'un soulagement marqué; pendant deux jours on eut même un peu d'espoir, mais le troisième jour une nouvelle congestion pulmonaire emporta promptement cette femme. — Pas d'autopsie. »

Si, dans cette observation, la mort ne fut point subite, il le faut probablement attribuer à la médication énergique qui a été employée lors de la première congestion. Ce fait serait plus complet si l'autopsie eût été faite; mais il peut, à la rigueur, s'en passer, puisque la nature de l'affection ne saurait être douteuse. La malade a bien évidemment succombé à une congestion sanguine du poumon, et il n'est pas sans intérêt de rapprocher cette observation de celles de M. Devilliers. La nature de l'affection est la même, la terminaison est la même encore, sauf la rapidité de la mort, et il a tenu à peu de chose que celle-ci ne fût également très prompte. Si elle n'a pas été immédiate, cela peut être parce que la malade étant depuis longtemps gênée de la respiration, il existait déjà chez elle un commencement d'asphyxie, circonstance favorable, on le sait, au maintien de la vie, qui persiste d'autant plus longtemps que l'asphyxie a été plus lente et que les poumons se sont en quelque sorte habitués à ne respirer qu'incomplétement. La malade était dans un état très grave lorsqu'elle entra à l'hôpital; sa constitution était très détériorée, tant par ses maladies antérieures que par l'affection du cœur dont elle présentait des symptômes très manifestes. Mais cependant rien ne faisait supposer que le lendemain elle serait prise d'accidents aussi terribles. Ceux-ci n'ont donc eu, en quelque sorte, pas de prodromes, et là encore il y a une certaine similitude entre les trois observations. Enfin, et c'est spécialement sur ce point que je désire appeler l'attention, il est impossible de nier, dans ce dernier fait, l'influence puerpérale comme cause de la congestion pulmonaire, puisque cette malheureuse femme avait éprouvé le même accident à ses quatre grossesses, et qu'elle ne l'avait éprouvé que pendant ses grossesses. Les maladies antérieures dont elle conservait encore des traces, le délabrement de sa constitution, l'affection organique du cœur dont elle était atteinte, étaient certainement autant de causes prédisposantes à une congestion pulmonaire; mais toujours est-il que ces causes réunies ne s'élevaient point chez elle au degré de cause efficiente : il fallait pour cela qu'il s'ajoutât à ces causes une influence plus générale. La grossesse avait lieu, et presque aussitôt les congestions pulmonaires devenaient fréquentes ; elle cessait, et les congestions cessaient, pour se renouveler à une deuxième, à une troisième, à une quatrième grossesse. Il est évident qu'il y a eu là plus qu'une simple coïncidence : il y a eu relation de cause à effet. De sorte que, si l'influence exercée par l'état puerpéral sur les congestions pulmonaires, si rapidement mortelles des deux malades de M. Devilliers, ne paraissait pas assez manifeste par ce que j'ai dit pour faire ressortir l'importance de cette cause, elle deviendrait, je l'espère, incontestable par le rapprochement de ces trois observations.

Je viens de faire voir que l'apoplexie pulmonaire ou la congestion (deux degrés d'une même affection) peuvent être cause de mort subite chez des femmes grosses et pendant le travail de l'accouchement. En serait-il de même après la délivrance? On peut le supposer, mais je n'ai aucun fait à rapporter à l'appui de cette opinion. Toutefois il n'est pas rare de voir l'accouchement suivi d'un raptus sanguin assez intense vers les parties sus-diaphragmatiques. La déplétion du ventre qui fait cesser brusquement les compressions vasculaires, le refoulement du sang qui se rendait à la matrice dans les vaisseaux, la direction de son cours brusquement changée, voilà autant de causes sur lesquelles j'aurai à revenir plusieurs fois, et qui sont de nature à déterminer une congestion pulmonaire, ou tout au moins un état apoplectiforme qui peut être plus ou moins grave. A défaut d'observations recueillies sur la femme, qu'il me soit permis de faire connaître sommairement un fait que j'ai observé sur une chèvre, il y a deux ans.

Obs. VI. —*Mort subite d'une chèvre par apoplexie pulmonaire après la parturition.* — Celle-ci venait de faire deux chevreaux ; la parturition avait paru un peu longue et un peu plus difficile que de coutume ; cependant la bête ne semblait pas être bien malade. Le lendemain on la trouva morte dans son étable. Elle fut ouverte, et il y avait une grande quantité de sang épanché dans la poitrine. Était-ce une apoplexie pulmonaire, était-ce une rupture du cœur ou d'un gros vaisseau ? L'animal était-il mort subitement ou non ? Ce sont des questions qu'il ne m'a pas été de possible de résoudre, n'ayant pas alors prêté au fait une grande attention.

La congestion et l'apoplexie du poumon ne sont pas les seules affections de cet organe qui puissent se lier à l'état puerpéral et devenir alors une cause de mort subite. Dans la seconde observation de M. Devilliers (obs. n° 4), l'apoplexie ne me paraît pas avoir été la cause principale de la mort, et j'ai déjà dit que celle-ci devait être surtout rapportée à l'épanchement pleurétique et à l'œdème qui occupait une portion assez considérable des deux poumons. Voici un autre fait dans lequel on ne saurait contester l'efficacité de cette cause; il est extrait d'un mémoire d'Ollivier d'Angers :

Obs. VII. — *Mort subite pendant la grossesse par une pleuro-pneumonie.* — Une jeune fille de vingt-deux ans, enceinte de cinq mois, éprouvait depuis plusieurs jours un malaise qu'elle ne pouvait définir. A huit heures du matin, elle se plaint de souffrir davantage, et s'habille pour se rendre chez sa sœur ; à neuf heures, on entre dans sa chambre et on la trouve morte, étendue sur le carreau, près de la porte. Avait-elle succombé au moment où elle allait sortir pour demander du secours? L'autopsie nous fit reconnaître que la mort avait été causée par une pleuro-pneumonie double et récente. »

Cette histoire est trop abrégée pour qu'il soit possible d'en tirer toutes les déductions auxquelles elle pourrait prêter. La grossesse ne saurait assurément être regardée comme une prédisposition à la pleuropneumonie; mais si l'on fait attention que le sujet de cette observation était une jeune fille qui avait sans doute tout intérêt à cacher sa grossesse le plus longtemps possible, que, pour cela, elle devait naturellement porter des vêtements serrés et qui la gênaient de jour en jour davantage, que l'usage du corset gêne surtout le jeu des poumons quand ce vêtement est très serré ; si, d'autre part, on admet, ce qui paraît probable, que cette jeune fille pouvait se trouver dans d'assez mauvaises conditions hygiéniques, mal nourrie, mal couverte, etc.; si, enfin, on tient compte des modifications que la grossesse imprime toujours à l'organisme, on comprendra que sous ces diverses influences réunies, les poumons puissent devenir le siége d'une hypérémie moitié active, moitié mécanique, et, par suite, qu'une inflammation se puisse développer d'une manière presque latente, et souvent même avec assez de rapidité. Dans de telles conditions, il ne faut plus que le concours d'une cause légère, pour qu'une asphyxie très prompte ait lieu.

Des détails nécroscopiques plus circonstanciés auraient sans doute permis de proposer une explication moins hypothétique du mécanisme de cette mort, mais ce qu'il importe de constater ici, c'est qu'elle doit être rapportée à une pleuro-pneumonie; qu'une heure avant l'événement, la jeune fille ne se plaignait que d'un simple malaise ; que tout porte à croire que la grossesse n'a pas été sans exercer une certaine influence sur le développement de la pleuro-pneumonie d'abord, et sur la rapidité de sa terminaison ensuite. Ce qu'il importe aussi de constater c'est que, sans l'autopsie, la cause de la mort de cette jeune fille serait restée complétement ignorée, et qu'on se fût perdu en conjectures pour l'expliquer. En admettant même qu'un médecin eût assisté à ses derniers instants, je ne crois pas qu'il eût été possible de reconnaître la nature de la maladie. Il eût bien vu sans doute que la malade succombait à une asphyxie rapide, mais il n'eût pu rien voir de plus.

Voici maintenant une observation de pleurésie simple avec épanchement dans laquelle la malade, accouchée depuis deux jours, succomba très rapidement et d'une manière à peu près inattendue.

OBS. VIII.—*Mort à peu près subite après la délivrance par pleurésie simple. Obs. inédite.* — La fille Bally, âgée de vingt-cinq ans, entre dans mon service de la Maternité, le 2 mars 1852. Cette fille a eu une première couche heureuse. Elle est soupçonnée phthisique, a eu des fièvres tierces pendant sa grossesse, et a les jambes un peu infiltrées. L'examen de la poitrine n'indique aucune affection organique ; elle tousse peu et ne crache pas. Pendant son séjour à l'hôpital, l'œdème augmente à vue d'œil ; la malade est enflée jusque sous les bras ; les téguments, ceux du ventre surtout, sont très distendus : on les soutient avec un bandage. Dans les derniers temps, on fait des mouchetures aux grandes lèvres qui menacent de se gangrener, et la malade en est très soulagée. Elle est, du reste, très affaiblie et respire difficilement. La respiration continue d'être normale, mais on l'entend peu ; la distention œdémateuse des téguments rend l'auscultation difficile et la percussion à peu près impossible. Cette femme conserve quelque temps son appétit, mais il devient ensuite très difficile de la nourrir. Son régime est rendu aussi analeptique qu'elle le peut supporter. On la purge une fois avec l'huile de ricin. Elle fait usage d'une potion aromatique et tonique, aiguisée d'un peu de teinture de scille ; les boissons sont nitrées. Enfin le 3 avril, elle accouche, sans nouveaux accidents, d'un enfant à terme, du sexe féminin et vivant. Le travail, qui a duré de huit à dix heures, a naturellement été très pénible ; la délivrance s'est bien faite. J'arrivai à ce moment près de la malade ; elle était d'une couleur de cire ; elle eut une demi-syncope, et dit : « Je meurs. » Elle fut ranimée par les excitants, après quoi je prescrivis, suivant la méthode de Churchill, le sirop d'opium, par cuillerée à café, jusqu'à production du sommeil, de quart d'heure en quart d'heure. Le sommeil ne vint qu'au bout de trois heures, et la malade en dormit deux environ. A son réveil, elle était plus calme, ne souffrait plus et nous dit qu'elle avait repris ses forces. Je prescrivis : infusion de tilleul, potion tonique et opiacée, une pilule avec cinq centièmes de poudre de digitale, un demi-lavement, une ventouse sèche à la pointe de l'épaule, qui était devenue le siège d'une douleur vive ; un emplâtre de poix de Bourgogne dans le dos, et un cataplasme laudanisé sur le ventre. Le surlendemain la malade était assez bien, elle ne se plaignait plus que de sa douleur d'épaule ; l'oppression était moins grande, les lochies coulaient bien. Mais dans la nuit du 5 au 6, il survint un nouvel accès de dyspnée. Je fis mettre aussitôt des sinapismes aux jambes et à la poitrine, mais la malade mourut en moins d'une demi-heure. — Autopsie ; œdème général, plèvres non adhérentes, cavités pleurales contenant une grande quantité d'eau. Les poumons étaient sains et refoulés dans les gouttières vertébrales. Ils ne contenaient point de tubercules, leur coloration était grise ardoisée. Ils ne crépitaient point à la pression et ne surnageaient point dans l'eau. Le tissu cellulaire de l'abdomen était très infiltré. L'utérus était sain et bien revenu sur lui-même. La cavité du péritoine contenait aussi une grande quantité de sérosité limpide.

Dans cette observation la mort ne fut ni subite, ni imprévue, puisque je croyais que la malade succomberait même avant sa délivrance. Mais ici, comme dans l'observation de M. Aran (obs. n. 5), c'est après un calme trompeur, d'assez longue durée, et alors qu'on pouvait même espérer de sauver les jours de cette femme, qu'un accès de suffocation vint les terminer brusquement. L'autopsie a révélé, d'une manière très positive, la cause de la mort, mais n'eût-elle pas eu lieu, qu'on eût pas douté davantage qu'il s'était formé un épanchement pleurétique. Seulement les antécédents de la malade eussent pu faire croire à une affection organique qui n'existait pas. La sérosité contenue dans le ventre et dans la poitrine était très limpide ; elle ne contenait aucuns flocons, ce qui ferait supposer qu'elle était d'origine assez récente ; les plèvres, non plus que le péritoine, n'étaient ni rouges ni enflammés. Cependant la douleur vive accusée par la malade à la pointe de l'épaule gauche doit être regardée, je pense, comme un point pleurétique. Il me paraît encore au moins probable que l'accès de suffocation qui a emporté la malade a été déterminé par un nouvel épanchement. Je me suis plusieurs fois demandé depuis, si la thoracentèse eût sauvé cette malade ? Cette opération pouvait être indiquée, mais je crois qu'elle eût été inutile. La cause de l'épanchement persistant, celui-ci se fût reproduit promptement, et il est, de plus, peu probable que le poumon, fortement comprimé, eût pu reprendre son élasticité et redevenir perméable. Quant à la cause de l'œdème de cette femme, elle est trop évidemment liée à l'état puerpéral, pour qu'il y ait lieu de discuter sur ce point.

Les personnes qui ont un asthme vivent, en général, longtemps avec cette maladie, quelle que soit d'ailleurs la cause à laquelle elle se lie, mais il se peut aussi que cette affection se termine promptement sous l'influence de l'état puerpéral. On en trouve un exemple dans l'observation 61e, de De la Motte.

Obs. IX. — *Mort subite à la suite d'un accès d'asthme après l'accouchement.* — « La marquise de X..., âgée de trente-huit ans, sujette de temps en temps à quelques accès d'asthme, et devenue grosse la quatrième année de son mariage, fut plus tourmentée de sa maladie pendant sa grossesse et surtout durant le dernier mois. Elle eut alors un accès si violent qu'il l'aurait sans doute suffoquée si l'on n'eût fait deux saignées en dix heures. Cependant la santé de cette dame parut se rétablir, et son accouchement n'offrit rien de particulier qu'une certaine difficulté dans l'extraction de l'arrière-faix que de la Motte fut chercher dans la matrice et amena bien entier. Le lendemain il trouva sa malade très inquiète et ayant passé une mauvaise nuit. Elle avait de la fièvre, une douleur à la face extérieure de l'os des îles et à l'aine du côté droit, avec de la difficulté d'uriner. Tout cela céda à des applications émollientes. Les vidanges allaient bien, il n'y avait ni tranchées ni dureté du ventre. Un lavement laxatif produisit bon effet, et la malade était fort bien. Cependant le sixième jour de sa couche cette dame ressentit quelques vapeurs ; ce qui lui arrivait souvent d'ordinaire lorsque ses menstrues coulaient. La fièvre était très médiocre. Pourtant sur les dix heures du soir, alors qu'on était sans aucune crainte sur son état, la respiration devint fréquente et difficile, la poitrine s'embarrassa, et cette malade mourut en deux heures, sans avoir rien souffert davantage. »

Voilà encore un exemple de mort a peu près subite due à un accès de suffocation. L'autopsie ne fut pas faite et cela ôte à l'observation une grande partie de sa valeur : néanmoins, en tenant compte des antécédents, il me semble difficile de ne pas voir ici le résultat d'un accès d'asthme qui probablement se fût terminé moins malheureusement, si l'état puerpéral n'eût pas diminué la résistance vitale de cette femme, en même temps qu'il exagérait sa susceptibilité nerveuse. Dans ce cas, en effet, la mort ne paraît pas avoir été le résultat d'une congestion pulmonaire sanguine ou séreuse, comme dans les faits qui précèdent, mais celui d'un spasme, soit de la glotte, soit des bronches, qui, en s'opposant à la pénétration de l'air et du sang dans le poumon, aura promptement arrêté la respiration. La cause première d'un semblable accident peut être dans un arrêt ou dans une gêne de la circulation cardiaque, mais je crois qu'il faut la chercher plus souvent dans une affection purement nerveuse du poumon ; les intermittences de l'asthme se conçoivent beaucoup mieux de cette manière. Chez une femme sujette à cette maladie, il ne faut qu'une modification légère de la circulation générale ou de la sensibilité, pour donner lieu à un accès dont l'issue sera d'autant plus redoutable que celui-ci sera plus violent, ou que l'état actuel de la malade la rendra plus impressionnable elle-même. Or, on sait parfaitement que la grossesse, le travail de l'accouchement et les suites de couches sont autant de circonstances qui mettent la femme dans les conditions qui viennent d'être mentionnées.

M. Cazeaux dit (1) : « Les violents efforts auxquels se livre la femme pendant la seconde partie du travail, peuvent encore produire la rupture d'un des points des organes de la respiration ; c'est ainsi qu'il faut expliquer les cas d'emphysème du visage, du co u et de la partie supérieure de la poitrine qui ont été notés par plusieurs auteurs (Martin de Lyon). — Dans un cas plus grave, signalé par M. Depaul, la mort a paru être la conséquence d'un double emphysème pulmonaire survenu subitement pendant les efforts d'expulsion que nécessita un travail long et des plus pénibles. »

On ne saurait douter que l'emphysème pulmonaire ne soit une cause de mort subite depuis les expériences de Leroy (d'Étiolles) sur des lapins, et depuis les observations qui ont été publiées par MM. Piéda-

(1) *Traité d'accouchements*, p. 431.

gnel et Pillore. L'accès brusque d'une grande quantité d'air dans le
poumon distend d'abord ses vésicules qui se déchirent pour en former
de plus grandes. Les vaisseaux qui rampent sur leurs parois se trouvent
par là même divisés, l'air pénètre dans le système artériel et la mort
paraît être plutôt le résultat de son action délétère sur le cerveau, que
celui de la déchirure même des cellules pulmonaires. Quoi qu'il en
soit de cette explication, proposée par M. Piédagnel, qu'il faille l'admettre ou la rejeter, cela ne change rien à cette assertion démontrée
par les faits, que l'emphysème pulmonaire peut être une cause de mort
subite. La question se trouve ainsi ramenée à celle-ci : « L'emphysème
pulmonaire peut-il être le résultat du travail de l'accouchement ? » La
citation empruntée à M. Cazeaux répond d'une manière affirmative et
dès lors on ne saurait hésiter à admettre que la mort eût pu être subite
dans les faits auxquels il fait allusion.

La mort subite peut encore être le résultat d'une compression mécanique et brusque des organes de la respiration, sans qu'il existe, du
reste, aucune affection de ces organes. Ainsi il n'est pas très rare de
voir des personnes être étouffées dans une foule considérable. La mort
s'explique alors par la compression des parois de la poitrine, qui peut
déterminer à la fois une asphyxie et une congestion cérébrale rapidement mortelle. Les femmes grosses paraissent devoir être plus exposées
que les autres à ce genre de mort. Parmi les personnes qui furent étouffées au Champ de Mars, le 14 juillet 1837, on a signalé plusieurs femmes
grosses (1). M. Levrat aîné (de Lyon) a communiqué à l'Académie trois
observations d'asphyxies rapides survenues dans les derniers mois de la
grossesse sous la seule influence du refoulement du diaphragme. Dans
ces trois cas, M. Levrat a prévenu la mort et rétabli de suite ses malades
en rompant la poche des eaux. Je n'insiste pas davantage sur le mécanisme de cette cause de mort; il paraît assez simple pour qu'il me suffise de l'indiquer.

Enfin la mort subite paraît aussi pouvoir être le résultat d'une affection dynamique du poumon, et la femme qui est sous l'influence puerpérale y semble plus prédisposée qu'aucune autre. Mais je reviendrai
longuément sur cette cause de mort.

(1) Voy. *Bulletin de l'Académie de médecine*, 1837, t. 1, p. 831 et suiv.

CHAPITRE QUATRIÈME.

DES MORTS SUBITES QUI ONT POUR CAUSE UNE AFFECTION DES ORGANES DE LA CIRCULATION.

Toutes les affections organiques du cœur peuvent donner lieu à la mort subite, mais il n'en est presque jamais ainsi que lorsqu'il survient dans la circulation un changement un peu brusque. Autrement, les affections du cœur suivent d'ordinaire une marche progressive assez lente; elles détériorent profondément la constitution; elles donnent lieu à des palpitations, des étouffements, des hydropisies, du marasme, etc., et la mort, attendue depuis longtemps, arrive enfin. Mais elle ne peut plus être regardée comme subite, par cela seul qu'elle survient dans un accès d'orthopnée ou dans une syncope. On conçoit qu'il en puisse être ainsi chez une femme grosse et que la grossesse ne fasse qu'accélérer la terminaison fatale. Mais ces cas ne doivent pas m'occuper ici. Les seuls dont j'aie à parler, sont ceux où une affection du cœur latente, ou qui, du moins, n'a pas encore fait de grands ravages dans l'économie, se termine sous l'influence de la grossesse d'une manière brusque et tout à fait imprévue.

Dans les derniers temps de la grossesse, les compressions assez fortes que subissent les vaisseaux abdominaux, le refoulement du diaphragme qui remonte le cœur, sont autant de causes qui produisent une grande gêne dans la circulation et si, dans ces circonstances, la femme fait un mouvement brusque, un effort, ou si elle éprouve une émotion un peu vive, si elle est gênée dans ses vêtements, par la chaleur, etc., il n'en faut souvent pas davantage pour déterminer, tantôt une activité plus grande de la circulation, tantôt un ralentissement. Dans le premier cas, le cœur, déjà mal disposé par le fait d'une maladie préexistante, se trouve trop fortement distendu par le sang qu'il reçoit; il éprouve une sorte d'étonnement, et perd sa contractilité. Son mouvement est, suivant l'intensité des causes qui ont agi, diminué, suspendu ou même anéanti. De là des défaillances, des syncopes temporaires ou mortelles. Dans le second cas, les mêmes effets sont produits par un mécanisme un peu différent. Le sang ne remplit pas assez les cavités cardiaques, qui

battent en quelque sorte à vide, et l'action du cœur cesse par défaut
d'excitation. Les défaillances sont surtout fréquentes dans les derniers
temps de la grossesse; souvent il ne faut qu'une digestion pénible pour les
produire, ou moins encore. Les vrais syncopes sont plus rares, et elles
peuvent aussi survenir sous une influence en apparence légère et qui ne
tire sa gravité que des circonstances au milieu desquelles elle se fait
sentir. Quant aux syncopes mortelles, elles sont, Dieu merci ! infiniment
rares; les causes de la syncope n'ayant, en général, pas assez d'énergie
pour paralyser à tout jamais l'action du cœur.

Au moment de l'accouchement, les efforts du travail activent la circulation; aussi une syncope grave peut avoir lieu dans ce moment. Mais le
retour périodique des douleurs à de courts intervalles, en surexcitant
vivement la sensibilité générale, est une cause qui d'ordinaire s'oppose
d'une manière efficace à la syncope. Malgré cela, il n'est pas sans
exemple d'avoir vu des femmes accoucher dans un état syncopal et ne
reprendre leurs sens que plus ou moins de temps après leur délivrance.
Mais, dans ces cas, l'état du cœur n'est pas le seul à considérer. Souvent des convulsions ont précédé la syncope, et celle-ci n'est que le
résultat de la fatigue, parfois même de l'anéantissement, de l'innervation.

C'est immédiatement après la délivrance que les troubles de la circulation sont les plus manifestes. L'utérus revenant sur lui-même et
cessant tout à coup de recevoir le sang, ce liquide se trouve brusquement refoulé dans toute l'économie. De là des congestions plus ou
moins vives, de là aussi des syncopes par excès de plénitude du cœur,
alors que les cavités droites de cet organe gorgées de sang ne peuvent
plus se contracter. D'autres fois, les choses se passent d'une manière
tout opposée. Une hémorrhagie a lieu, et le sang prenant une direction
anormale, le cœur se trouve subitement privé de ce liquide.

Enfin la syncope peut se produire plusieurs jours après l'accouchement. Dans ce cas encore, le cœur est trop plein ou trop vide. Il est trop
plein lorsque, par suite d'une cause congestionnante, le sang est refoulé
vers les organes internes; il est trop vide, et ce cas est peut-être le plus
fréquent, lorsque la femme, épuisée par des pertes antérieures, par un
régime débilitant, par la souffrance, etc., fait un mouvement ou un écart
de régime qui congestionne un organe au détriment de la quantité de

sang que doit recevoir le cœur. Dans toutes ces circonstances, la circulation cardiaque subit un changement plus ou moins brusque, et si l'organe est déjà malade, il peut ne pas s'accommoder de cette fluctuation.

Il ne faudrait pas croire, du reste, qu'il fût besoin d'une maladie du
cœur très avancée pour produire ces effets, de même qu'il ne faudrait
pas supposer qu'une affection organique grave du cœur fût toujours la
cause d'une syncope chez la femme grosse. J'ai vu cet accident, plus ou
moins grave, chez des femmes qui ne portaient aucune affection du cœur,
tandis que j'ai vu des femmes atteintes d'une hypertrophie très manifeste
accoucher sans aucun accident de ce genre, alors même que le travail
était pénible. Cependant, presque toujours dans les cas où l'autopsie a
été faite, on a vu que, chez les femmes mortes subitement en couches,
par suite d'une syncope, il existait quelque lésion cardiaque. C'était une
hypertrophie, un anéyrysme, une insuffisance valvulaire, un état cartilagineux du cœur, une dégénérescence graisseuse ou un ramollissement
de cet organe, une cardite ou une péricardite, etc. C'était souvent peu de
chose, si peu que la lésion serait quelquefois passée inaperçue, sans
un examen attentif, mais enfin il y avait quelque chose. Je n'entends
point parler ici, et c'est à dessein, de ces morts subites syncopales des
femmes en couches dans lesquelles l'examen anatomique le plus scrupuleux ne laisse découvrir aucune lésion. Celles-ci sont dues à des altérations dynamiques qui seront étudiées plus loin, mais je dois observer,
tout de suite, que ces mêmes altérations entrent souvent pour une
large part dans la production des syncopes qui paraissent se rattacher
à une affection matérielle du cœur. Les effets dynamiques d'un organe
nous sont facilement connus, mais les causes auxquelles on doit les
rapporter sont inaccessibles à nos moyens d'investigation. Nous igno-
rons et nous ignorerons probablement toujours pourquoi une lésion, en
apparence insignifiante, produit quelquefois de grands désordres fonctionnels ; tandis qu'une lésion plus étendue et plus sérieuse, à tous
égards, ne s'accompagne pas toujours d'une forte réaction et n'amène
presque aucun trouble dans les fonctions.

En somme donc, une affection du cœur, apparente ou latente, un
trouble subit survenu dans la circulation sont les causes habituelles de
la syncope chez la femme grosse ou accouchée depuis peu. Mais il en
est d'autres aussi qui méritent de fixer l'attention, et parmi celles-ci,

il faut surtout signaler les changements survenus dans la composition du sang. Ce que j'ai déjà dit à ce sujet me dispense d'y revenir ici.

La grossesse ne saurait être regardée comme une cause des maladies du cœur, mais on conçoit facilement qu'elle peut exercer sur celles-ci, quand elles existent déjà, une fâcheuse influence. Quelques auteurs ont même cru que l'état de grossesse s'accompagnait normalement d'une légère hypertrophie du ventricule gauche du cœur, due à l'obstacle apporté au cours du sang et à l'activité plus grande de la circulation. Cette hypertrophie est aussi, pour ces mêmes auteurs, une cause puissante de congestion cérébrale. MM. Larcher et Ménière (1) ont soutenu, avec talent, cette opinion, qui a été controversée, avec non moins de talent, par Maygrier. Celui-ci pensait, au contraire, que l'état de grossesse ne prédisposait nullement à l'hypertrophie du cœur, ni à l'apoplexie (2). Mais la question ne paraît pas encore définitivement jugée, et s'il n'est pas démontré que l'hypertrophie du ventricule gauche soit normale chez les femmes grosses, on ne saurait toutefois contester que les compresions exercées par l'utérus gravide, ne soient une cause mécanique d'hypertrophie du cœur, au même titre que toutes les causes qui font obstacle au cours du sang. Mais là s'arrête l'influence de la grossesse sur le développement du cœur. Cependant, cette influence, toute minime qu'elle est en réalité, peut acquérir parfois une certaine activité. Pour ce qui est des autres affections du cœur, l'action étiologique de la grossesse me paraît trop indirecte pour qu'il y ait lieu de chercher à l'apprécier. Quand elles existent, et qu'une syncope mortelle a lieu pendant les efforts de l'accouchement, ou peu de temps après, on ne peut guère refuser à l'état puerpéral une part active dans l'accident ; mais on irait probablement trop loin, en affirmant qu'il a été lui-même la cause première de l'affection du cœur.

Celles des affections des organes de la circulation qui ont le plus souvent donné lieu à la mort subite chez la femme grosse ou nouvellement accouchée, sont : les anévrysmes du cœur ou des gros vaisseaux, les hypertrophies, les kystes du cœur, la dégénérescence graisseuse de cet organe. Toutes peuvent déterminer une rupture du cœur, et l'on sait alors avec quelle instantanéité arrive la mort. On conçoit que cette rup-

(1) *Archives générales de médecine*, 1828.
(2) *Académie de médecine*, 6 août 1833.

ture pourrait être occasionnée par toute autre affection du cœur de
nature à diminuer sa résistance, telle qu'un ramollissement, etc.; mais
je ne connais pas d'exemple de rupture du cœur qu'on puisse rapporter
à d'autres causes chez la femme enceinte. Les hypertrophies simples,
les insuffisances valvulaires, les dégénérescences osseuses ou cartilagineuses, les polypes ou les concrétions polypiformes du cœur ou des
gros vaisseaux, etc., ont été aussi des causes de mort subite pendant ou
après l'accouchement, et dans ces divers cas la mort a eu lieu tantôt par
syncope, tantôt par spasme suffocant. Enfin, il existe deux ou trois
exemples de mort subite chez la femme en couches par introduction de
l'air dans les veines utérines, et par le développement spontané d'un
fluide gazeux dans le système veineux. Je vais maintenant étudier en
particulier chacune de ces causes de mort subite, en appuyant mes considérations sur des faits.

§ I. — Ruptures du cœur.

Une femme de trente ans, rachitique, dont le bassin était légèrement
rétréci, ayant la respiration courte et difficile, était dans les douleurs.
La tête était déjà dans l'excavation lorsqu'elle s'écria qu'elle était
perdue : elle eut quelques convulsions tétaniques et mourut. Une poche
anévrysmale s'était rompue (1). Il est trop évident que les efforts d'un travail pénible ont été pour quelque chose dans cette rupture anévrysmale,
pour qu'il soit besoin de le démontrer.

Deux faits analogues ont été observés par M. Depaul pendant qu'il
était à la Clinique en qualité d'interne ou de chef de clinique. Une jeune
femme, accouchée trois jours auparavant, fraîche et bien portante,
mourut subitement. A l'autopsie, il trouva un kyste hydatique de la
cloison interne auriculaire qui venait de se rompre. Dans l'autre cas il
y avait eu rupture d'une veine ovarique. (2)

Quelquefois c'est à une époque plus éloignée de l'accouchement que
la rupture s'opère.

Le docteur Mac Nicholl rapporte qu'une dame de quarante ans accoucha le 19 janvier ; sa convalescence était complète le douzième jour,

____

(1) Obs. de M. Pélago, *Gazette médicale* et *Bulletin thérapeutique,* 1847.
(2) *Union médicale.*

lorsque deux jours après, en descendant de son lit, elle dit que quelque chose s'était rompu dans sa poitrine et mourut en vingt minutes. La cause de la mort était une rupture du ventricule droit ; le cœur était graisseux (1).

Ici la part qui doit revenir à l'état puerpéral dans la production de l'accident paraît plus difficile à préciser, vu le temps écoulé depuis l'accouchement, et parce que cette dame était tout à fait convalescente de sa couche. Mais nous savons précisément que c'est lorsque les femmes sont accouchées depuis plusieurs jours et que tout fait espérer chez elles un prompt rétablissement, qu'elles éprouvent une syncope mortelle. Il est vrai qu'il n'y a pas alors rupture du cœur, mais ces faits n'en n'ont pas moins un certain rapport avec celui dont il est question en ce moment. La part étiologique de l'état puerpéral paraît donc être la même dans l'un et dans les autres. Quand à l'état graisseux du cœur, c'est aussi une circonstance que j'aurai à noter plusieurs fois. Cependant je ne saurais admettre aucun rapport entre cette dégénérescence graisseuse du cœur et l'état puerpéral. Mais il se peut qu'en diminuant la résistance de l'organe elle ait été pour quelque chose dans la rupture. J'observerai encore ici que c'est presque toujours lorsque les femmes font un mouvement un peu plus étendu, soit pour quitter leur lit, soit pour un tout autre motif, qu'elles sont prises d'une syncope mortelle. Je reviendrai plus tard sur ces faits et j'en proposerai l'explication.

Il résulte de ces observations que la rupture du cœur peut avoir lieu pendant le travail, peu de temps après la délivrance et même plusieurs jours après, alors que la femme est en pleine convalescence. Une observation de Morgagni (2), prouve aussi que le même accident peut avoir lieu au moment même du coït. De sorte que l'on peut dire, d'une manière générale, que chez les femmes qui portent un anévrysme ou toute autre affection de nature à déterminer la rupture du cœur, celle-ci sera d'autant plus à craindre que la circulation aura éprouvé une surexcitation plus grande. L'état puerpéral ne paraît pas avoir d'autre effet sur la rupture du cœur que celui qui dépend des obstacles mécaniques qu'il apporte à la circulation, et je ne crois pas qu'il puisse avoir rien de spécifique.

(1) *The Lancet*, mars 1852.
(2) Epist. XXVI, art. 13.

Les signes de la rupture du cœur ou d'une anévrysmie interne sont, chez la femme grosse ou nouvellement.accouchée, les mêmes que si l'état puerpéral n'existait pas. C'est dire qu'ils sont très fugitifs et presque insaisissables. Dans les faits qui viennent d'être rapportés, il n'y a guère eu à noter qu'une douleur précordiale, plus ou moins vive, qui a même quelquefois donné la sensation d'une rupture interne ou s'est accompagnée du pressentiment de la fin prochaine. Cette fin est presque toujours alors si instantanée, qu'on n'en peut véritablement saisir aucun symptôme précurseur constant. Cependant, dans le cas ou la vie durerait encore quelques minutes, il y aurait décoloration extrême de la face, sentiment d'angoisses inexprimables, et peut-être aussi des convulsions, comme dans le fait de M. de Pélago. Dans les cas de rupture du cœur, la promptitude de la mort ne doit pas être attribuée à l'abondance de l'hémorrhagie, mais bien à la compression brusque du cœur par l'épanchement de sang qui se fait dans le péricarde. Aussi, lorsque cet épanchement se fait lentement, soit que la rupture ait été très étroite, soit que sa lumière ait été obstruée par un caillot, la vie peut se prolonger plusieurs heures et même plusieurs jours. Mais il ne faudrait pas inférer de là que lorsqu'il y a rupture du cœur, la mort survient toujours par compression mécanique de cet organe ; il y a aussi une lésion vitale, qui, dans presque tous les cas, paralyse l'action du cœur, avant même que le sang ait eu le temps de s'épancher dans le péricarde en quantité suffisante pour arrêter mécaniquement les battements de l'organe. Dans cette lésion, la mort est presque toujours instantanée, et elle ne l'est peut-être pas moins que dans la syncope idiopathique, qui n'est autre chose que la paralysie essentielle du cœur. Le diagnostic différentiel de ces deux affections est donc très difficile à établir. Dans les cas où la mort ne serait point aussi prompte, on pourrait aussi confondre une rupture anévrysmale avec une apoplexie cérébrale, mais dans l'apoplexie la face est moins décolorée, et il y a des phénomènes de paralysie qui n'existent pas dans la syncope.

L'existence antérieure d'une maladie du cœur, l'obésité, sont des circonstances qui pourront faire craindre, pendant la couche, quelque accident sérieux du côté du cœur. Dans ces cas, il ne sera pas prudent de confier la délivrance à la nature, si elle doit être longue ou difficile. Après l'accouchement, on devra veiller à ce que la femme ait un grand calme et qu'elle ne fasse pas de mouvements désordonnés qui seraient de nature à activer la circulation. Lorsqu'une rupture du cœur a lieu, la mort est si prompte d'ordinaire qu'il n'y a rien à faire. Mais, si pourtant une femme venait à accuser subitement une douleur précordiale avec sensation de rupture, si sa figure pâlissait, si son pouls se déprimait, il faudrait, avant tout, la tenir dans la plus grande immobilité pour ne point hâter l'instant de la mort. Le diagnostic ne porterait alors en réalité que sur deux affections ; la syncope par rupture du cœur et la syncope idiopathique ; la première est fatalement mortelle, et je ne connais aucun exemple de guérison de la seconde, lorsqu'elle est portée à ce degré, de sorte qu'il est plus que probable que le médecin ne pourrait mieux faire que d'assister à la mort de sa malade. Cependant, il serait indiqué alors d'essayer le traitement ordinaire de la syncope, ce serait le seul, qui, au cas qu'il n'y eût pas de rupture, pourrait, à la rigueur, avoir quelque heureux résultat.

En résumé, lorsqu'une femme en couches meurt très soudainement, la cause de la mort peut être une rupture anévrysmale ; on ne saurait presque jamais prévoir chez elle ce genre de mort, et l'on ne peut alors porter aucun secours à la malade. En pareil cas, la cause de la mort doit presque toujours rester inconnue, à moins que l'autopsie ne la révèle. L'état puerpéral n'a qu'une influence indirecte sur les ruptures du cœur ou des gros vaisseaux. L'incertitude du diagnostic, la rapidité de la mort, la presque impossibilité de prévoir l'événement, à moins qu'il n'existe une affection du cœur, très avancée chez la malade, sont autant de circonstances qui font rentrer cet accident dans le cadre de ceux dont l'étude fait l'objet de ce travail. Il est, en effet, probable que plusieurs femmes en couches sont mortes par cette cause, sans qu'on l'ait jamais soupçonnée.

§ II. — Affections du cœur dont la nature est restée indéterminée ou qui ne se terminent pas fatalement par la mort subite.

OBS. X. — *Mort à peu près subite par suite de péricardite.* — Le docteur M'Cowan a communiqué à la Société médicale d'Édimbourg le fait suivant : « Une femme de vingt et un ans, primipare, dont les douleurs n'étaient pas de très bonne nature, fut prise d'une oppression très pénible et d'une douleur à la région sous-mammaire gauche. La face était œdémateuse ainsi que les extrémités inférieures. Pendant deux jours les douleurs furent éloignées ; le troisième jour, l'oppression et la douleur de côté devinrent plus vives ; le pouls passa de quatre-

vingts à cent vingt pulsations; il devint faible. Une petite saignée, suivie d'une syncope,
ne produisit pas de soulagement; une ventouse scarifiée parut faire meilleur effet. Enfin
le travail commença et marcha rapidement. Au bout de six heures, un enfant mort vint
naturellement, et la mère mourut aussitôt après. — A l'autopsie on trouva une certaine quantité d'eau dans le péricarde, le cœur était volumineux, le ventricule droit dilaté, et il y avait de
plus un rétrécissement très sensible à l'aorte, dont les valvules étaient cartilagineuses. Enfin
une grande partie du poumon gauche était hépatisée; les autres organes étaient sains. »

Dans cette observation, la nature des lésions constatées par l'autopsie
explique facilement les symptômes, qui, chez cette femme, précédèrent
la mort. Quand bien même l'ouverture n'eût pas eu lieu, on eût pu reconnaître qu'elle succombait à une maladie du cœur. Mais il est de
toute évidence que cette maladie préexistait à la grossesse, et il est, au
moins, très probable, que cette femme eût pu vivre longtemps encore
avec son affection, si un accouchement long et pénible n'en eût hâté la
terminaison fatale.

Au sujet de cette observation, le docteur Simpson a rapporté à la
Société « qu'il fut appelé, il y a dix ou douze ans, par une sage-femme,
près d'une femme, qui, aussitôt après un accouchement naturel, avait
éprouvé une faiblesse, puis était morte soudainement. Il n'y avait point
eu d'hémorrhagie ni d'autres complications. L'autopsie ne fut pas faite,
mais les renseignements antérieurs ne lui laissèrent aucun doute sur
l'existence d'une maladie du cœur.— Quelque temps après, une femme
accouchée dans le même hôpital, se leva, pour la première fois, une se-
maine après sa délivrance. Elle se trouva mal et expira sur-le-champ.
Cependant elle n'avait rien présenté de particulier dans le travail ou
dans la convalescence. — Les auteurs, ajoute-t-il, ont rapporté des faits
de même nature, et toujours les femmes avaient présenté des symptômes
d'une maladie du cœur ou de la poitrine, et elles ne pouvaient faire un
violent exercice sans éprouver aussitôt de la suffocation. Une complication de ce genre doit donc engager les accoucheurs à accélérer le travail,
alors même qu'il se présente dans les plus simples conditions (1). »

Dans ces deux observations, on ne peut mieux faire que de s'en rapporter à la grande autorité de l'auteur pour expliquer la cause de la
mort. Elles sont d'ailleurs trop succinctes pour être commentées lon-

(1) *Abeille médicale*, 1849.

guëment. La seule chose qu'il m'importe de faire observer, c'est que
M. Simpson ne met point en doute l'influence néfaste de l'état puerpéral
dans des cas semblables.

La mort peut arriver plusieurs jours après la délivrance, comme dans
l'observation suivante, recueillie par le docteur Fritz-Patrick, et consi-
gnée dans le mémoire du docteur Mac-Klintok, déjà cité plusieurs fois :

Obs. XI. — *Mort prompte par affection organique du cœur.* — Madame E...; âgée de trente-
cinq ans, affectée d'une maladie de cœur depuis plusieurs mois, éprouva, au mois d'avril 1850,
des palpitations et de la dyspnée de temps en temps ; il y avait aussi de l'œdème ; elle était
enceinte de cinq mois. Le traitement mis en usage apporta du soulagement, mais la maladie
organique du cœur ne fit que se confirmer ; de sorte que le médecin crut devoir avertir la
famille de la gravité du pronostic. Le 28 août, après un travail naturel de trois heures et
demie, elle accoucha d'un garçon ; mais après l'expulsion du délivre, elle fut prise d'une violente dyspnée qui l'obligea à prendre la position assise. Ce mouvement produisit une hémorrhagie utérine, et pendant deux heures la malade resta dans cet affreux dilemme de ne pouvoir
rester couchée sans étouffer ou d'avoir une hémorrhagie, dès qu'elle quittait le décubitus
dorsal. Cependant on réussit à calmer l'accès d'asthme, et dès que la malade put garder le
décubitus, l'hémorrhagie fut facilement arrêtée. Les choses se comportèrent bien à la suite. Le
troisième jour les seins étaient pleins et tendus, on lui fit prendre un purgatif qui la soulagea.
Elle était bien sur son lit le quatrième jour, mais le cinquième son médecin l'y trouva assise,
se plaignant d'orthopnée et de distension de l'estomac, la face pâle et anxieuse, le pouls faible
et très fréquent, l'abdomen énormément distendu par des gaz, mais indolent. La veille la
malade avait dîné avec du poulet et bu un peu de vin. La distention de l'abdomen fit des progrès extrêmes, et la mort eut lieu dans l'après-midi. — L'autopsie ne put être pratiquée. »

Dans cette observation, qui serait très complète, si l'affection du
cœur eût été constatée par l'autopsie, on ne saurait pourtant douter de
cette affection ; sa nature seule reste inconnue. Ce fait présente la confir-
tion de la plupart des propositions générales que j'ai déjà avancées.
Nous voyons, en effet, une affection organique du cœur marcher très
rapidement sous l'influence de la grossesse. Le travail est court et facile,
et cependant les jours de la femme sont mis en danger, par suite de
l'état du cœur. Cette hémorrhagie si pénible, qui a failli emporter cette
femme aussitôt après sa délivrance, est peut-être ce qui a prolongé son
existence, car elle a fait une diversion puissante à l'afflux du sang vers
le cœur. Mais, d'un autre côté, elle a épuisé les forces de la malade ;
comme chez presque toutes les personnes débilitées, il y eut chez elle
un développement très considérable de gaz dans l'estomac et dans les
intestins ; de là, refoulement du diaphragme, pression sur le cœur et

nouvel accès d'orthopnée dans lequel la malade succombe. Je ferai voir ailleurs que la distension gazeuse de l'estomac peut aussi devenir une cause de mort subite chez la nouvelle accouchée, par suite de la pression que ce viscère exerce sur le plexus solaire, alors même qu'il n'existe aucune affection du cœur appréciable.

On sait tout ce que les affections du péricarde présentent quelquefois d'insidieux; elles peuvent se développer d'une manière latente et se terminer fatalement sans avoir donné lieu à de bien graves symptômes et alors qu'on s'y attend le moins. Un fait de ce genre, observé chez une nouvelle accouchée, a été recueilli par Corvisart :

Obs. XII. — *Péricardite ; mort prompte.* — « Une jeune dame créole, âgée de vingt-trois ans, venue en France depuis moins d'une année, accoucha à Paris de son cinquième enfant, qu'elle voulut nourrir ; mais elle y renonça et gouverna mal son lait. Depuis six jours, elle était souffrante, mais les symptômes apparents ne répondaient pas à la gravité du mal. Elle avait, dès le début de sa grossesse, affirmé qu'elle mourrait en couches. Sa frayeur redoubla dès qu'elle se vit malade. Le matin où Corvisart la vit, la face était hippocratique; il y avait matité à droite et en arrière; elle était agonisante, et mourut dans la soirée, ayant toute sa tête. Dans la durée de sa maladie, cette jeune femme se plaignit quelquefois de la région du cœur où elle croyait sentir une tumeur dure et saillante ; mais on n'y voyait rien. Il y eut aussi de la douleur dans les deux hypochondres ; la jactitation était extrême, le pouls irrégulier et misérable ; mais il n'y eut pas de signes bien distincts de phlegmasie. On employa inutilement la saignée, les sangsués, l'émétique, les vésicatoires aux jambes et sur les points douloureux, les sinapismes, les adoucissants, les délayants et les cordiaux à la fin. — A l'ouverture on trouva les signes d'une pleuro-pneumonie, surtout à droite ; le péricarde, dans sa portion libre et surtout dans celle adhérente au cœur, était enflammé ; l'exsudation séro-purulente, et la couenne analogue sur toute la surface existaient également (1). »

Cette observation prête à plusieurs réflexions. D'abord, la cause de la mort ne fut pas reconnue pendant la vie, et cela malgré l'habileté du médecin qui donnait ses soins à la malade. Aujourd'hui que, grâce aux soins de Corvisart lui-même et de quelques médecins de notre époque, les affections du cœur et du péricarde sont mieux connues, on pourrait peut-être diagnostiquer une semblable affection, mais cela me semblerait encore difficile, vu ce qu'elle a présenté d'insolite et la promptitude de sa marche. Cette femme est donc morte d'une manière bien imprévue et son observation rentre parfaitement dans le cadre de ce travail. Je

(1) Corvisart, *Essai sur les maladies du cœur.*

n'ai plus besoin de démontrer longuement que l'état puerpéral a été pour quelque chose dans la rapidité de cette mort, sinon dans le développement d'une maladie aussi aiguë. On sait, en effet, avec quelle promptitude se font quelquefois les épanchements séreux dans les affections puerpérales et, selon une remarque de Lallemand, on ne doit pas s'étonner d'en rencontrer dans toutes les cavités séreuses, car les tissus qui ont à remplir une même fonction, sont susceptibles de s'enflammer par la même cause, quelle que soit d'ailleurs la place qu'ils occupent dans l'organisme. Ainsi, dès qu'une affection puerpérale est de nature à déterminer un épanchement d'eau, cet épanchement se fera, plus souvent sans doute dans le péritoine, mais il peut aussi se faire indistinctement dans la plèvre, dans le péricarde, dans les méninges, ou bien encore dans plusieurs des cavités que ces membranes circonscrivent. C'est ce qui a lieu dans cette observation, puisqu'il y avait à la fois péricardite et pleuro-pneumonie. Une autre cause, qui n'a pas été sans influence sur la rapidité de la mort de la malade de Corvisart, est la disposition morale dans laquelle elle se trouvait. Cette femme était persuadée qu'elle mourrait en couches, et, bien que les tristes pressentiments des femmes en pareil cas, ne se réalisent pas d'ordinaire, il est cependant bien vrai qu'ils sont une cause déprimante très active, et qu'ils prédisposent les nouvelles accouchées à la syncope et autres accidents fort graves. Aussi, je ne suis pas éloigné de regarder la frayeur de mourir qu'avait cette femme, comme une des causes qui ont hâté sa mort.

Une affection organique du cœur, quelle qu'elle soit, expose davantage une femme en couches à la syncope, et rend cette affection plus grave qu'elle ne serait sans cela. La plupart des morts instantanées, dites à tort apoplexies foudroyantes, n'ont pas d'autre cause qu'une syncope survenue sous l'influence d'une maladie organique du cœur; il en est, à plus forte raison, de même chez la femme en couches. Chez elle ce n'est pas toujours, à proprement parler, la maladie du cœur qui tue; elle n'agit souvent que comme cause prédisposante de la syncope, et cette dernière peut avoir lieu et être mortelle sans qu'il existe aucune affection organique. La syncope est alors essentielle, c'est l'asphyxie idiopathique des Anglais; elle ne doit pas m'occuper ici. Mais les maladies du cœur ne tuent pas toujours subitement. Dans le plus grand nombre des cas, les sujets qui en sont atteints éprouvent des accès d'orthopnée qui se rapprochent de plus en plus, et sont de plus en plus forts ; les troubles de la circulation cardiaque déterminent des troubles dans la circulation pulmonaire, et les malades finissent par succomber à une asphyxie lente. Les choses se passent quelquefois de la même manière chez la femme en couches, avec cette différence pourtant, que chez elle un premier accès d'orthopnée peut être mortel. Sans être aussi instantanée que dans la syncope, la mort est pourtant, alors, assez prompte encore pour être considérée comme subite ; elle a lieu en quelques minutes, et au plus en quelques heures. Dans ces cas, le diagnostic de la maladie du cœur est presque toujours possible, mais il est assez rare que le diagnostic différentiel le soit. L'intervention du médecin peut être utile dans ces circonstances ; elle consiste naturellement dans l'emploi énergique des révulsifs cutanés, dans celui des vomitifs quelquefois, et dans celui des excitants spéciaux du système nerveux. L'indication capitale pour l'accoucheur, c'est de terminer l'accouchement aussi vite que possible, chaque fois qu'il aura lieu de craindre des accidents de cette sorte. Si une femme, atteinte d'une maladie de cœur, était en proie à un accès de dyspnée ou de suffocation grave pendant le travail, et que celui-ci ne fût pas encore assez avancé pour que l'accoucheur pût extraire l'enfant tout de suite, une saignée serait souvent indiquée ; dans tous les cas, il devrait rompre les membranes, car l'utérus, en se vidant de l'eau qu'il contient, diminuerait de volume et exercerait sur le diaphragme une compression moins forte, ce qui produirait un premier soulagement. De plus, la rupture des membranes, quelque prématurée qu'elle fût, serait un moyen à peu près certain de hâter le moment où l'accouchement deviendrait possible.

J'ai rédigé ce paragraphe très court, parce que la plupart des observations que j'aurais pu y faire rentrer m'ont paru trouver mieux leur place dans le chapitre que je consacrerai à l'étude de la syncope des femmes en couches. Il est presque toujours impossible de dire si cette syncope est le résultat d'une affection organique du cœur, plutôt que celui d'une influence dynamique. Je réserve aussi, pour le même moment, les réflexions générales que j'aurai à présenter sur l'ensemble des faits particuliers.

§ III. — Concrétions polypiformes ou sanguines du cœur et des gros vaisseaux.

Le docteur Kieth (d'Édimbourg) a communiqué à la Société obstétricale de cette ville, une observation de mort subite cinq jours après la délivrance, dans laquelle il crut devoir attribuer la mort à la coagulation du sang dans le cœur; en voici les traits principaux :

Obs. XIII. — *Coagulation du sang dans le cœur; mort subite.* — « En novembre 1850, une dame, primipare, mit au monde deux jumeaux, après un travail long et assez fatigant qui nécessita le forceps pour le premier enfant, la traction par les pieds pour le second. La malade avait été chloroformisée et maintenue pendant treize heures sous l'influence de cet agent. A la suite de l'expulsion du placenta, il y eut une abondante hémorrhagie qui fut suivie d'une syncope. Jusqu'au cinquième jour tout parut aller bien. Les suites de couches marchèrent naturellement. La malade avait un peu de lait; elle mangeait avec appétit, et, à part une douleur assez vive qu'elle avait ressentie le deuxième jour, à la partie inférieure de la région lombaire, elle ne se plaignait de nulle part. Cependant elle était inquiète et éprouvait une sensation indéfinie de malaise qu'elle ne savait à quoi rapporter. Le pouls était un peu plus serré et plus petit que d'ordinaire. La nuit du quatrième au cinquième jour fut bonne; cependant M. Keit fut frappé le matin de la faiblesse et de la fréquence du pouls; aussi il chargea la garde de le faire appeler s'il survenait quelque chose de particulier. Effectivement, deux heures après son départ, on l'envoya chercher. M. Duncan, appelé pendant son absence, trouva cette femme sans pouls, la face cyanosée, la respiration gênée, mourante enfin. L'administration d'une grande quantité de vin de Champagne et d'eau-de-vie parut la ranimer, mais le pouls ne revint pas à la radiale, et quelques heures après elle s'éteignait. — L'autopsie montra un abondant épanchement de sang dans le péritoine, avec de fausses membranes molles et récentes à la surface de l'intestin, sans aucune inflammation de l'utérus. Les cavités droites du cœur étaient distendues par une grande consistance dans l'oreillette, dans un point particulier où il y avait adhérence entre le caillot et la paroi auriculaire. »

Ici l'examen cadavérique constata deux lésions importantes : celle du péritoine, celle du cœur. Je rapporterai d'autres cas de péritonites latentes qui se sont terminées par une mort presque subite et dont il eût été impossible de pénétrer la cause sans l'autopsie. Mais ici je ne crois pas que l'épanchement péritonéal ait été la cause de la mort. Les caillots trouvés dans le cœur ont une signification bien plus grande, surtout quand on rapproche cette lésion des symptômes que la malade a offert dans ses derniers instants. Mais avant de présenter les réflexions que me suggère ce fait, je vais en rapporter un autre qui lui ressemble trop pour en être séparé.

Obs. XIV. — *Concrétions fibrineuses dans les artères pulmonaires; mort subite.* — « Une dame, délicate, âgée de trente-quatre ans, fut accouchée, pour la seconde fois, par M. Havers. Le travail fut naturel et facile; l'expulsion de l'arrière-faix présenta seule quelques difficultés et fut suivie d'une hémorrhagie soudaine et violente, qui mit les jours de la malade en danger. Tout alla bien du 18 août au 23. Alors M. Havers remarqua de l'agitation, de la pâleur jaunâtre de la face, un peu d'égarement dans les yeux qui étaient fort brillants, de l'incohérence et de l'agitation dans les manières. La malade lui dit avoir passé une mauvaise nuit, avoir eu des palpitations et de la gêne au creux de l'estomac, qu'elle attribuait à la distension des seins. Langue légèrement chargée; pouls vif et faible. Ces symptômes parurent céder à un purgatif, et tout alla bien jusqu'au 30 août. Depuis quelque temps, la malade s'asseyait tous les jours sur un sopha. Ce jour, elle se trouvait en bonne disposition, avait déjeuné avec appétit et de bonne heure. Elle dit à la garde qu'elle se trouvait si bien, qu'elle s'habillerait seule. Mais, pendant qu'elle le faisait, elle retomba sur son lit. La garde accourut, remarqua un peu d'écume à la bouche et de légères convulsions à la face. La malade prononça quelques mots d'une voix faible, se coucha sur le dos et expira. Tout cela s'était accompli en quelques minutes. — M. Paget assista à l'autopsie, qui fut pratiquée quarante-huit heures après la mort. A l'exception d'une cicatrice d'un ancien abcès, au sommet du poumon droit, et de l'état particulier du cœur, qui va être indiqué, tous les organes furent trouvés sains. Le cœur était pâle et aminci, surtout le ventricule droit, qui contenait un peu de sang noir. Chacune des artères pulmonaires contenait un caillot sanguin qui en oblitérait presque complétement le calibre. Les principaux caillots avaient un pouce et quart de long; ils étaient moulés et solides, et dans certains points adhérents aux vaisseaux. En suivant les divisions des artères, on trouva, jusque dans les plus petites ramifications, de nombreux caillots plus petits, mais présentant exactement les mêmes caractères. »

Ces deux observations, très curieuses, très complètes, et les seules de ce genre que je connaisse (1), sont tirées du mémoire de M. Mac-Clintok.

Il n'est pas rare de rencontrer des concrétions fibrineuses dans le cœur ou dans les gros vaisseaux des sujets qui ont succombé à une affection longue, et chaque fois qu'on en trouve, il y a lieu de se demander si ces concrétions ont existé pendant la vie, ou si elles sont un effet, cadavérique. Lorsque ces caillots sont mous, décolorés en partie seulement, peu organisés, peu adhérents, il est à peu près certain que ces caillots, d'origine récente, sont un simple effet cadavérique; mais quand ils sont durs, entièrement blancs, bien organisés, adhérents aux parois du cœur, etc., il est au moins probable que la coagulation a commencé pendant les derniers moments de la vie, et que les derniers battements du cœur ont opéré la défibrination d'un sang déjà presque mort, comme le battage l'eût opéré dans une capsule. On comprend que plusieurs circonstances puissent favoriser la défibrination du sang, mais

(1) La science possède aujourd'hui un fait authentique de plus, celui de la mort de madame la duchesse de Nemours, qui a eu un si grand retentissement. L'on sait avec quelle habileté M. Gueneau de Mussy diagnostiqua la présence d'un caillot sanguin dans l'artère pulmonaire.

la plus importante à noter ici est l'excès même de la fibrine, excès qui, comme je l'ai fait voir, paraît exister toujours pendant la grossesse, et surtout à sa fin. Pendant que dure la grossesse, j'ai expliqué la nécessité de cette énorme proportion de fibrine ; elle est en rapport avec le développement rapide de l'utérus, car il faut bien que cet organe reçoive une alimentation très abondante, pour acquérir, en aussi peu de temps, un énorme volume, et la composition du sang est en rapport avec cette nécessité. Mais le fait même de l'accouchement ne peut modifier instantanément la crase sanguine, et l'utérus ne pouvant plus absorber à son profit l'excès de fibrine, celui-ci reste dans le sang jusqu'à ce que la moyenne physiologique se soit rétablie peu à peu. C'est en partie cet excès de fibrine qui rend les femmes récemment accouchées si sujettes à contracter des affections inflammatoires. C'est lui aussi qui peut favoriser chez elles des amas polypiformes dans les cavités où le sang abonde, et par conséquent dans le cœur et dans les gros vaisseaux.

L'hémorrhagie est une autre circonstance capable de produire le même résultat, et qui s'est présentée dans les deux observations qui précèdent; on sait, en effet, que le sang devient plus couenneux après une forte saignée. Toutes les causes qui favorisent la stagnation du sang, favorisent aussi la formation de dépôts fibrineux. Chez les deux malades en question, il y avait peu d'activité vitale. Toutes deux avaient éprouvé des accidents graves : la première une couche très pénible, la seconde une difficulté dans l'expulsion du délivre ; toutes deux une perte assez forte pour mettre leur existence en danger. Aussi, ces deux malades se rétablissaient lentement, le pouls restait faible et fréquent, il y avait de l'inquiétude, du malaise, de l'agitation, de la pâleur ; les fonctions digestives ne se faisaient pas très bien, etc. Dans ces conditions, les médecins ne pouvaient être très rassurés, bien qu'aucun symptôme sérieux n'annonçât un événement grave. Cependant si, tenant compte de ces causes déprimantes, on ajoute leur influence aux deux causes qui viennent d'être signalées, excès de fibrine dans le sang et hémorrhagie abondante, on comprendra, je crois, que ces deux femmes étaient dans des conditions très favorables pour qu'il s'opérât chez elles des concrétions sanguines durant leur vie, et l'on sera porté à regarder ces concrétions comme la véritable cause de leur mort. Toutefois, il est assez probable que le dépôt de fibrine a continué de s'opérer après la mort, par suite de la stagnation du sang, et que si l'autopsie eût été faite plus tôt, on eût trouvé des caillots bien moins organisés et bien moins nombreux.

Si l'on cherche à analyser la valeur des derniers symptômes présentés par ces deux malades, on acquerra une nouvelle probabilité de la cause de leur mort. Les symptômes offerts par la première malade ont été ceux d'une asphyxie assez lente, et chez elle la mort n'a pas été précisément subite. La lésion cadavérique concorde parfaitement avec les derniers phénomènes de la vie. Les caillots n'existaient que dans le cœur, ils ne s'opposaient pas d'une manière absolue à ses battements et au cours du sang; dans de telles conditions, la vie pouvait, en effet, se maintenir plus que quelques minutes. Chez la seconde malade, l'asphyxie fut beaucoup plus prompte; elle eut presque l'instantanéité d'une syncope, dont l'idée s'éloigne naturellement parce qu'il y eut de l'écume à la bouche, des convulsions, et parce que la malade parla jusqu'à l'instant de sa mort. Chez elle la lésion anatomique rend également bien compte de la nature des symptômes. Le ventricule droit du cœur était considérablement aminci, par conséquent il avait perdu une bonne partie de sa puissance contractile, et chassait faiblement dans les artères pulmonaires un sang déjà disposé à se coaguler. Lorsque cette jeune femme, déjà si débile, voulut s'habiller seule, elle se fatigua, et ce fut encore une cause de nature à diminuer, chez elle, la puissance des battements cardiaques. Bientôt la vitesse diminuant, avec la force d'impulsion, ce liquide s'arrêta dans les dernières ramifications des artères pulmonaires, le plus petit obstacle devint insurmontable, il y eut stase dans les divisions de gros calibre, puis dans les troncs principaux eux-mêmes, et coagulation prompte. La circulation pulmonaire se trouva tout à fait interrompue, aussi la mort fut-elle presque immédiate.

Une telle cause de mort subite pouvait-elle être prévue par les deux accoucheurs? Non assurément. Pouvait-elle être reconnue par eux sans l'autopsie? Pas davantage. Mais serait-il possible, aujourd'hui que ces faits sont connus, de la prévoir et de la reconnaître?

Chez une femme très épuisée, très anémique, on doit tout craindre pendant les premiers jours qui suivent l'accouchement. Nous venons de voir que la coagulation du sang dans le cœur ou dans les vaisseaux a deux fois, chez de nouvelles accouchées, été le résultat d'un épuisement

et d'une anémie extrêmes. On pourra, par conséquent, redouter un accident semblable chez toutes les femmes qui se trouveront dans des conditions analogues. Mais le prévoir d'une manière à peu près certaine,
cela est impossible, car le plus grand nombre des femmes épuisées par
une grossesse pénible ou par un accouchement laborieux se rétablissent,
Dieu merci! et souvent sans qu'aucun accident vienne compliquer leur
convalescence. Il est cependant à remarquer que dans les deux observations qui précèdent, les malades ont éprouvé, peu de temps avant leur
mort, des troubles variés et parfaitement semblables. Ces troubles, il
est vrai, n'ont rien eu de caractéristique ; mais par leur ensemble ils
forment comme une période prodromique de la coagulation du sang
dans le cœur, à laquelle il convient peut-être de prêter quelque attention. S'il en est ainsi, on sera en droit de soupçonner une mort prochaine par coagulation du sang dans le cœur ou dans les gros vaisseaux,
lorsque chez une femme très anémique et très fatiguée, se remettant
péniblement de son accouchement, il existera un certain degré d'inquiétude, un malaise général et indéfinissable, lorsque les yeux seront
égarés et brillants, que la face sera pâle et jaunâtre, le pouls fréquent
et petit, la langue chargée, les digestions pénibles, les nuits agitées. On
trouve, en effet, dans ces signes, en apparence légers, tout ce qui peut
annoncer un commencement de gêne dans la circulation cardiaque et
pulmonaire. Quant aux symptômes précurseurs de la mort, ce sont ceux
de la syncope ou d'une asphyxie plus ou moins rapide. Il n'en est qu'un
seul qui me paraisse devoir être constant, c'est la grande fréquence et
la petitesse extrême du pouls ; les autres doivent varier selon que les
concrétions fibrineuses se font avec plus ou moins de promptitude.

Bien que je ne connaisse que deux exemples de caillots sanguins dans
le cœur ou dans les vaisseaux afférents, il se pourrait que cette cause
de mort subite chez la femme en couches fût plus commune qu'elle ne
paraît, et si les autopsies avaient toujours été faites, il est probable que
l'on eût trouvé, dans l'oblitération du cœur ou des gros vaisseaux par
une concrétion fibrineuse, l'explication naturelle de plusieurs morts
plus ou moins soudaines, dont la cause est restée inconnue et qu'on a,
à tort, attribuées à la syncope, à l'asphyxie idiopathique, etc. Il résulte,
en effet, des recherches de M. Bouchut sur la *phlegmasia alba dolens* (1),

(1) *Gazette médicale de Paris.*

que cette maladie est due à l'oblitération spontanée des veines, surve-
nant à l'occasion d'un ralentissement de la circulation, sous l'influence
d'un excès relatif de la quantité de fibrine du sang. Elle n'est pas, dit-il,
plus considérable chez les nouvelles accouchées, qu'elle ne doit être,
absolument parlant; mais elle est en excès relativement aux autres matériaux du sang. De là naît une tendance extrême à la formation de la
couenne sur le caillot de la saignée, et à la coagulation rapide du sang
dans les vaisseaux, si sa course est ralentie. A l'appui de cette théorie,
M. Bouchut affirme avoir toujours trouvé les veines oblitérées par des
caillots adhérents à leurs parois chez les femmes qui avaient succombé
à l'œdème douloureux. Les nouvelles accouchées sont donc plus que
les autres femmes exposées à ce que leur sang se coagule dans les vaisseaux, à cause de l'excès de fibrine qu'il contient, que cet excès soit
simplement relatif, comme le pense M. Bouchut, ou qu'il soit direct,
comme je suis porté à le croire par les motifs que j'ai fait valoir ailleurs.
Dès lors la formation de caillots dans le cœur et dans les artères pulmonaires n'est plus un fait isolé; il se rattache aux causes qui donnent
lieu aux phlegmasies blanches douloureuses, et il est soumis aux mêmes
lois. Si l'œdème douloureux est plus fréquent et moins grave, c'est que,
lorsque la force d'impulsion du cœur est insuffisante, la vitesse du sang
diminue surtout aux extrémités, et que la circulation générale souffre
peu des obstacles qui interceptent le cours du sang dans un membre,
où il n'est du reste presque jamais suspendu tout à fait, la circulation
continuant de se faire en partie par les collatérales. Si les concrétions
sanguines du cœur ou des artères pulmonaires sont plus rares, c'est
que, pour se former, elles exigent un plus grand affaiblissement des
battements du cœur; les deux femmes chez lesquelles elles ont été
anatomiquement démontrées, étaient l'une et l'autre dans une profonde
anémie. Si la mort est alors subite ou presque subite, cela tient à des
causes trop évidentes pour qu'il y ait lieu de les rappeler.

En face d'un pareil accident, le médecin n'aura presque jamais rien
à faire; la promptitude de la mort ne lui en laissera pas le temps. En
tout cas, le traitement devrait être celui de la syncope; comme dans
cette affection la seule indication est de stimuler vivement l'action du
cœur, on conçoit, à la rigueur, que la mort puisse être retardée ou
même conjurée, si l'on vient à bout d'activer la circulation avant que

les dépôts fibrineux soient assez considérables pour lui faire un obstacle invincible.

Mais si le traitement curatif est inutile, il ressort pourtant, de ce qui précède, une indication thérapeutique importante. C'est qu'il faut de bonne heure s'appliquer à réparer les matériaux du sang chez les femmes très épuisées, ou qui ont eu une perte après leur accouchement. Ces femmes ne doivent jamais être tenues à la diète, et il convient de leur donner, dès le premier jour, souvent, et par petites quantités, des consommés et du vin. On augmente promptement la nourriture autant que les forces de l'estomac la peuvent supporter, et au bout de quelques jours, on se trouvera bien de mettre ces femmes à l'usage du vin de quinquina et d'une préparation ferrugineuse. Si un excès de nourriture peut développer quelquefois une péritonite, un engorgement phlegmoneux des mamelles, ou toute autre affection inflammatoire puerpérale, ces cas sont rares, et presque toujours les femmes qui, après leur couche, n'ont point été tenues à une diète sévère, se remettent plus vite que les autres. Depuis longtemps déjà, je règle ma pratique d'après ces principes et je m'en trouve bien.

§ IV. — Développement spontané d'un fluide gazeux et introduction de l'air dans les veines.

La mort subite peut avoir pour cause la production spontanée d'un fluide aériforme dans le système circulatoire, ou bien être le résultat de l'introduction artificielle de l'air dans ce système. Les observations publiées par MM. Ollivier (d'Angers), Devergie, Durand-Fardel, ne laissent aucun doute sur la réalité de la première de ces deux causes de mort subite, et, quant à la seconde, elle est suffisamment démontrée par les accidents plus nombreux qu'ont eu à déplorer plusieurs chirurgiens, lorsque faisant une opération, ils ont eu le malheur d'entendre le glou-glou caractérisque de l'entrée de l'air dans les veines. Quelques faits tendent à démontrer que ces deux espèces de mort subite peuvent être observées chez la femme grosse ou nouvellement accouchée.

Obs. XV. — Le fait qu'Ollivier (d'Angers) a communiqué à l'Académie n'a rien perdu de son intérêt pour être très connu, en voici la substance : La fille B..., vingt-quatre ans, presque au terme de sa grossesse, qui avait été bonne à l'exception de quelques *tremblements*, qui s'étaient manifestés passagèrement et à plusieurs reprises, se plaint d'être indisposée en rentrant dans sa chambre, dont elle venait de sortir. Elle tremblait et avait la face très rouge ; elle prend un verre d'eau sucrée qui provoque des vomissements, qui cessent bientôt, mais qui sont suivis d'une grande difficulté de respirer. Cette dyspnée va toujours en augmentant et, au bout d'une demi-heure la fille B... avait cessé de vivre. Il n'y eut pas un instant de syncope ou de perte de connaissance, et elle mourut dans un accès de suffocation pendant lequel elle appela une femme à son secours et dit : « J'étouffe. » — A l'autopsie, faite quarante-deux heures après la mort, on ne trouva aucune altération grave ; mais on signala l'existence de gaz mêlé au sang des veines sous-cutanées de la poitrine et qui s'échappa avec un sifflement très sensible quand on ouvrit ces vaisseaux. Les cavités droites du cœur, dont le volume était plus considérable que dans l'état normal, et qui semblaient bien remplies, incisées transversalement, les parois de ces cavités se sont aussitôt affaissées complétement sur elles-mêmes. L'oreillette, non plus que le ventricule droit, ne contenait *aucun caillot*. Poumons sains. Matrice contenant un fœtus du sexe féminin, intact dans toutes ses parties, de même que ses annexes. Aucune altération appréciable dans le cerveau et dans ses membranes quatorze jours après l'exhumation. Pas d'examen de la moelle épinière.

Les experts ont conclu qu'il n'était pas possible d'assigner une cause certaine à la mort de la fille B..., cependant que, peut-être, la présence du gaz trouvé dans les cavités du cœur et les veines, pourrait l'expliquer, en admettant toutefois que le gaz ne soit pas le produit d'un commencement de putréfaction. »

M. Ollivier, analysant cette observation, dit bien que la mort de la fille B... a été naturelle, mais il cherche à l'expliquer par des suppositions qui ne sont pas très admissibles. D'abord, il trouve que l'examen des poumons laisse à désirer, puisqu'on n'a indiqué, ni leur coloration, ni si les vaisseaux pulmonaires étaient gorgés de sang, ni si ce sang était noir et très liquide ; dans ces cas, en effet, on eût pu admettre une apoplexie, ou tout au moins un engouement du poumon, dont l'état de grossesse eût été la cause probable et qui eût lui-même produit l'asphyxie, à laquelle paraît avoir succombé la fille B... Puis abandonnant cette idée, il admet que peut-être il y a eu là un emphysème pulmonaire, auquel aurait prédisposé l'état de grossesse avancée. Cet emphysème, selon lui, peut s'allier avec une apparence d'*intégrité parfaite* du tissu pulmonaire, son caractère étant une infiltration gazeuse dans le tissu cellulaire interlobulaire. Ces deux hypothèses ne me semblent admissibles ni l'une ni l'autre. Un état apoplectique du poumon n'eût point échappé aux premiers experts, non plus que l'infiltration gazeuse de cet organe. La hernie qu'il fait alors à travers les espaces intercostaux, et qui est la conséquence obligée de sa distension, est quelque chose d'assez saillant pour avoir été noté par eux, alors surtout qu'ils ont soigneusement décrit des phénomènes bien moins saisissables. M. Ollivier pense encore que le volume plus considérable du cœur de cette fille a pu s'allier avec une altération de cet organe, qui aurait amené une suffocation rapidement mortelle. Mais, ici encore, cette altération matérielle, hypertrophie des parois du cœur, rétrécissement ou dilatation des cavités, eût été quelque chose qui n'eût pu échapper aux recherches des experts. Le cœur leur a paru plus gros parce qu'il était distendu par des gaz, et je ne vois pas qu'il y ait lieu d'en chercher la cause ailleurs. M. Ollivier a parfaitement démontré que la mort de la fille B... ne pouvait avoir été le résultat d'une compression du cerveau, puisqu'elle n'eut ni torpeur, ni assoupissement, et qu'elle pût parler au moment même de sa mort. L'apoplexie de la partie cervicale de la moelle a été éloignée, parce qu'il n'y eut pas de phénomènes de paralysie. La question d'empoisonnement a paru aussi devoir être complétement éliminée, malgré les vomissements qui ont suivi l'ingestion du verre d'eau sucrée. Enfin, un accès d'angine de poitrine a été regardée comme peu probable par le savant rapporteur, car, ainsi qu'il le fait observer, cette fille n'avait jamais rien éprouvé de semblable, et ordinairement un premier accès n'est pas subitement mortel.

Il reste donc seulement l'accumulation d'un fluide gazeux dans les veines et dans le cœur pour expliquer la mort de la fille B..., et cela semble très suffisant, surtout depuis que des faits ultérieurs sont venus mettre en évidence la possibilité de la mort subite dans ces cas. Bien qu'on puisse, jusqu'à un certain point, regarder ces gaz comme dus à un commencement de putréfaction, l'autopsie n'ayant été faite que quarante-huit heures après la mort, leur présence dans le système veineux est, malgré cela, ce qu'il y a encore de plus saisissable dans cette autopsie.

Si le plus souvent alors, la mort a été soudaine et instantanée, il est cependant loin d'en être toujours ainsi, puisque la mort n'a pas même toujours eu lieu, lorsque, pendant une opération chirurgicale, l'air s'est accidentellement introduit dans les veines. Chacun sait que quelques personnes en ont été quittes pour des syncopes profondes ou pour des accidents de suffocation. Il n'y a donc rien de surprenant que, dans des circonstances analogues, la fille B... ait vécu une demi-heure environ. On comprend mieux encore que la mort ne soit pas nécessairement instantanée, lorsqu'il y a production spontanée d'un fluide élastique dans les veines ; car cette production peut se faire assez lentement pour ne pas déterminer des phénomènes brusquement mortels. Et, d'ailleurs, c'est moins le fait même de la présence d'un gaz dans le sang, que sa quantité ou ses qualités septiques qui tue. En effet, le sang paraît contenir normalement des gaz. On sait, du reste, d'après les expériences de Nysten, que la mort ne survient qu'autant que les cavités droites du cœur sont à peu près en entier remplies de gaz ; on sait aussi que Blandin pensait que la quantité de gaz nécessaire pour tuer est, en raison de l'insolubilité de ce gaz, dans le sang. Si donc on tient compte de ces considérations, on comprendra que la mort, dans ces circonstances, ne doive pas être toujours instantanée, et il y aura lieu de s'étonner qu'Ollivier (d'Angers) ait à peu près formulé l'opinion contraire. Loin que la présence du gaz dans les veines sous-cutanées de la poitrine, me fasse supposer qu'il n'y a eu là qu'un phénomène cadavérique, je serais plutôt tenter de croire que ces veines ont, comme les veines profondes, été le siége d'un développement gazeux spontané.

Je regarde donc comme à peu près certain que telle a été la cause de la mort de la fille B... Reste à savoir quelle coïncidence ou quel rapport il peut y avoir entre la grossesse et cette production gazeuse spontanée ?

Obs. XVI. — Dans le fait observé, il y a quelques années, par M. Durand-Fardel, il ne s'agit plus d'une femme grosse, mais d'une dame de cinquante-quatre ans, se portant bien, obèse, et qui, prenant les eaux de Vichy pour son plaisir, se trouva mal dans son bain, et mourut en cinq minutes, dans un accès de suffocation. — L'autopsie, faite onze heures après la mort, révéla une hypertrophie du cœur et la présence de bulles de gaz d'inégal volume dans tout le système veineux. Une saignée avait été pratiquée, au moment de l'accident, par M. Durand-Fardel, et elle avait donné issue à un sang baveux et spumeux. Ici donc on ne peut nier que le développement du gaz ait bien eu lieu pendant la vie.

Ce qui frappe d'abord, quand on compare ces deux observations, c'est la différence des conditions physiques dans lesquelles se trouvent ces deux femmes. L'une est jeune, l'autre d'un âge moyen ; l'une est près d'accoucher, elle éprouve, par conséquent, tous les accidents qui accompagnent d'ordinaire la fin d'une grossesse ; l'autre se porte bien. Et cependant toutes deux ont un genre de mort identique ; ce qui fait qu'on est porté à conclure que dans l'un et l'autre cas, la mort a pu ténir à une disposition inhérente à ces deux femmes, et qu'elle a été tout à fait indépendante de leur état actuel au moment de l'événement.

Mais, si l'on se place à un autre point de vue, on trouvera entre elles deux plus d'une analogie. L'une est obèse, l'autre est très avancée dans sa grossesse. Deux conditions physiques qui peuvent se traduire par une expression unique : pléthore séreuse. L'une porte une hypertrophie du cœur bien évidente ; chez l'autre, on constate que le cœur paraît volumineux : encore deux points de contact. Observons toutefois que, chez l'une, le volume du cœur pouvait n'être que l'effet de la grossesse. Chez toutes deux la respiration est courte : chez l'une, parce qu'il y a affection du cœur, chez l'autre parce qu'il y a gêne dans la respiration par suite de l'état de grossesse. Il serait facile de poursuivre ce parallèle, et nous trouverions encore d'autres ressemblances. Ainsi, il n'est pas déraisonnable de dire que chez ces deux femmes, le développement spontané du fluide gazeux qui a occasionné leur mort s'est opéré dans des circonstances qui, sans être identiques, présentent pourtant une certaine analogie. Seulement, dans un cas, ces circonstances ont été le résultat d'une prédisposition morbide acquise, tandis que chez la jeune fille, elles se sont manifestées sous l'influence de la grossesse. L'analyse du sang n'a pas été faite dans ces deux observations, et peut-être qu'elle eût apporté quelques éclaircissements à l'histoire de cette singulière affection, peut-être que ces deux analyses eussent présenté une certaine similitude. Il est aussi à regretter que la nature des gaz n'ait pas été déterminée.

Quoi qu'il en soit, un fait semble rester acquis à la science, c'est qu'il est certaines conditions de l'économie dans lesquelles le sang peut se décomposer spontanément, fermenter en quelque sorte et donner lieu à la production d'un fluide gazeux, dont les bulles divisent la colonne sanguine, s'accumulent dans le cœur et déterminent la mort par suffocation ou par syncope en s'opposant au jeu régulier de cet organe. Il faut bien admettre encore que, dans ces cas, la mort n'est pas simplement le résultat de l'arrêt mécanique des battements du cœur, mais que le sang peut avoir aussi subi une modification assez intime pour le rendre impropre à entretenir la vie dans les organes, et si, dans ces cas, la mort a lieu par arrêt du cœur, c'est en partie parce que celui-ci n'est plus normalement stimulé par l'afflux d'un sang altéré. Ces remarques

10

expliquent, jusqu'à un certain point, le désaccord plus apparent que réel qu'il y a entre les cas pathologiques et les expériences physiologiques, instituées pour étudier les effets de l'introduction de l'air dans les veines. On sait, en effet, qu'en prenant certaines précautions, on a pu injecter jusqu'à un litre et un litre et demi d'air dans les veines des grands animaux sans accidents très sérieux, tandis que quelques bulles d'air seulement, entrées dans les veines de l'homme, ont parfois déterminé une mort prompte. Il est clair qu'il y a eu, dans ces cas, autre chose que l'effet de quantité de l'air introduit dans le sang. Ce gaz a dû exercer, en même temps, un effet septique.

Les observations de développement spontané de gaz dans le sang sont encore très rares dans la science. Aux deux faits que je viens de rappeler j'en aurais pu joindre deux autres, l'un appartenant à M. Devergie, et dans lequel il s'agit d'une jeune fille convalescente d'une maladie longue, très affaiblie par conséquent, et se rapprochant ainsi, au moins par un point de la femme grosse; l'autre fait, dont je n'ai pu retrouver la note, avait rapport à une femme grosse. Ainsi, sur quatre observations, deux appartiennent à des femmes grosses et l'on ne peut disconvenir que ce soit une forte proportion. Ceci tendrait à faire croire que, pendant la grossesse, le sang est plus exposé à s'altérer qu'à une autre époque. Peut-être cette tendance est-elle en rapport avec l'anémie si fréquente des femmes enceintes. Du reste, plusieurs des observations qui vont suivre sembleraient venir à l'appui de cette supposition.

Des observations assez nombreuses ont mis hors de doute la possibilité de la pénétration de l'air dans les veines utérines après l'accouchement. Il y a déjà une quarantaine d'années que Legallois expérimentant sur des animaux, vit trois fois l'air pénétrer dans le système sanguin par les veines utérines et occasionner instantanément la mort des femelles. Son fils écrivant vingt ans après lui, nous a fait connaître le détail de ces trois observations que j'abrégerai en les rapportant (1) :

« Une femelle de lapin éprouva, après la parturition, deux renversements successifs de la matrice, qui ne fut remise qu'avec beaucoup de peine. Elle était assez bien rétablie et commençait à manger, lorsque

____

(1) *Journal hebdomadaire de médecine*, Paris, 1829.

vingt-deux heures après l'accouchement, elle se débattit convulsivement et expira en trois minutes. L'oreillette droite du cœur fut trouvée pleine de bulles d'air; les deux veines caves antérieures, et l'artère pulmonaire n'en contenaient qu'au voisinage du cœur; mais la veine cave postérieure en était remplie, et, en la suivant dans le ventre, elle en contenait jusqu'au lieu où elle reçoit *les veines des cornes de la matrice et point au delà.* Ces veines étaient elles-mêmes remplies, surtout la plus grosse, de la corne droite. Cette corne, d'un rouge foncé et un peu livide, présentait à sa surface intérieure plusieurs boursouflures pleines d'air. La gauche, qui n'avait pas été renversée, n'avait ni cette apparence ni ces boursouflures, et cependant, ses veines contenaient aussi des bulles d'air. Cette femelle avait été expérimentée par abstinence. Dans deux autres expériences faites par hémorrhagie, la même chose arriva, bien qu'il n'y eût point eu de renversement de la matrice. Je ne m'arrêterai pas à rechercher si l'abstinence et l'hémorrhagie ont contribué à cette absorption de l'air dans les veines; mais je ferai remarquer que bien des fois, à la suite d'accouchements laborieux, on a vu périr des femmes subitement, et au moment où l'on s'y attendait le moins. Les sujets de ces observations ont toujours été de jeunes femmes *récemment accouchées*, dont l'état était en apparence des plus satisfaisant. On a presque toujours attribué la mort, dans ces cas, à une hémorrhagie interne; cette hémorrhagie peut en avoir été souvent la véritable cause, mais on a omis de la vérifier par l'examen cadavérique toutes les fois qu'elle a été soupçonnée. Ne se pourrait-il pas que la mort ait été dans plusieurs de ces cas, due à des bulles d'air qui avaient pénétré de la matrice dans les vaisseaux sanguins? C'est un point de pathologie qui mériterait singulièrement d'être éclairci. »

Dans ces observations, l'autopsie ayant été faite aussitôt après la mort on ne saurait nier l'entrée de l'air dans les veines, et rapporter les bulles de gaz qu'elles contenaient à une décomposition cadavérique. Tandis que dans les faits observés sur la femme, on ne peut jamais avoir la même certitude, et force est bien d'admettre, par analogie, la pénétration de l'air pendant la vie, lorsque ce fluide se rencontre à l'ouverture du cadavre.

Ainsi Baudelocque ayant trouvé une certaine quantité de gaz dans le cœur et les principaux vaisseaux de deux femmes mortes d'hémorrhagie après l'accouchement et qui furent ouvertes cinq ou six heures seulement après la mort, n'a pas cru cependant devoir admettre que ce gaz eût pénétré par les vaisseaux utérins, et a plutôt admis qu'il y avait là, le simple résultat d'une décomposition cadavérique.

Il est bon d'être réservé dans l'interprétation des faits, mais il ne faut pas que la réserve aille jusqu'au scepticisme, et vraiment, il paraît s'être écoulé bien peu de temps entre la mort de ces deux femmes, et leur ouverture, pour croire plus volontiers à un effet de putréfaction qu'à une introduction de l'air extérieur dans les sinus utérins, ou même à la rigueur, à un développement spontané de gaz dans le sang pendant la vie. Par malheur, l'analyse du gaz que contenait le système sanguin n'a pas été faite, car elle seule eût levé les doutes, dans le cas ou le gaz eût été de l'air atmosphérique. Mais en eût-il été autrement, rien ne prouverait encore que ce gaz se fût développé après la mort, et il serait tout aussi plausible d'admettre, vu la promptitude de la mort, qu'il y a eu là production spontanée d'un fluide aériforme pendant la vie, et que cette production a été la cause de la mort autant peut-être que l'hémorrhagie.

On a, du reste, constaté, d'une manière indubitable, l'introduction de l'air dans les veines de la matrice chez la femme. Ainsi, M. Nélaton en faisant une injection dans l'utérus d'un cadavre a vu le liquide injecté, pénétrer dans une veine du ligament large, en poussant devant lui plusieurs bulles d'air. On ne saurait contester que le même fait peut se produire pendant la vie ; le docteur Bessems en a même communiqué un tout à fait semblable à la Société de médecine d'Anvers.

Obs. XVII. — *Air dans les veines utérines ; mort subite.* — « Une femme de trente-cinq ans, avorta, le 10 octobre 1848, à cinq mois et demi de grossesse. Elle voulut se délivrer elle-même, le cordon se rompit. Quatre jours après, il survint une forte perte de sang. Elle entra alors à l'hôpital dans un état assez satisfaisant. Matrice volumineuse, col très mou et encore entr'ouvert. Deux doigts y pénétrèrent aisément, mais on ne put extraire que de très petites portions de placenta. La perte avait presque cessé. Injections d'eau tiède dans l'utérus. Le 15 et le 16 octobre; M. Stewens fit pratiquer des injections chlorurées à deux degrés dans l'utérus au moyen d'une sonde adaptée à une seringue pleine d'eau chlorurée et *soigneusement privée de bulles d'air*. Dans la nuit du 16 au 17, nouvelle hémorrhagie, qui cesse le matin, en laissant la malade sensiblement affaiblie. M. Stewens extrait quelques fragments de placenta et fait lui-même une injection chlorurée, comme il a été dit ci-dessus. Aussitôt la femme se projette sur son séant, les bras étendus, en s'écriant qu'elle étouffe. La tête se renverse en arrière, la face pâlit; les yeux se convulsent en haut, le regard se fixe. On croit à un accès hystérique; mais le pouls se ralentit de plus en plus, le pouls s'enfuit, et, malgré tous les excitants usités en pareil cas, la mort a lieu tout au plus trois minutes après l'injection. — Autopsie vingt-huit heures après la mort. Pas de putréfaction, pas de lésion dans l'abdomen ni dans la cavité encéphalique. La matrice est plus grosse que le poing, saine, et contient une portion de placenta grosse comme un petit œuf de poule. La veine cave distendue renferme plusieurs bulles assez fortes de gaz très visibles à travers ses parois. Plèvres, poumons et péricarde sains. Le cœur paraît volumineux, ce qui tient à ce que les cavités droites sont distendues et ont à l'extérieur une élasticité toute particulière. Après avoir lié les différents vaisseaux qui viennent s'aboucher au cœur, on l'ouvre sous l'eau, il en sort une grande quantité de gaz mêlé à du sang. Les cavités gauches en contiennent aussi quelques bulles (1).

Cette observation est suivie de quelques réflexions : Le gaz contenu dans le système veineux n'était pas du chlore, puisque Nysten et Orfila, après avoir tué des chiens par l'injection du chlore gazeux dans les veines, n'ont trouvé aucun gaz dans leur cœur ni dans leurs veines. Cette réflexion paraît juste ; mais j'ai peine à croire que le gaz ait été contenu dans la canule de gomme et refoulé dans la matrice par le liquide de l'injection, ainsi que le commentateur paraît le supposer. Il est en effet peu probable (bien que l'auteur ne s'explique pas très nettement sur ce point), qu'on ait pris soin de priver la seringue d'air sans avoir pris la même précaution pour la canule. Il suffit d'ailleurs, pour expliquer le fait, d'admettre que la matrice contenait, au moment de l'injection, un fluide élastique quelconque, soit que l'air extérieur y fût entré accidentellement, soit qu'il s'y fût développé un gaz d'une nature particulière, comme dans le physomètre. La pneumatose utérine n'est pas rare après l'accouchement ; elle n'est pas rare, surtout lorsqu'il reste dans l'utérus un fragment de placenta, un peu de sang ou tout autre corps putrescible. Les gaz qui se développent ainsi spontanément dans la cavité de l'utérus, peuvent être absorbés dans les sinus encore béants, et donner lieu à des accidents plus graves que ne le ferait de l'air atmosphérique, car ils ont une propriété septique qui peut n'être pas sans influence sur la promptitude avec laquelle survient la mort. De plus, il est très probable que, dans le fait dont il s'agit, l'absorption a été favorisée par le liquide de l'injection, le gaz contenu dans la matrice s'est trouvé refoulé dans les sinus encore ouverts, puisqu'une hémorrhagie venait d'avoir lieu.

(1) *Gazette médicale*, 1840.

Cependant, pour que cette explication eût tout le degré de certitude désirable, il eût fallu que des bulles gazeuses eussent été trouvées dans les sinus utérins et dans les veines avec lesquelles ils communiquent. Or, c'est une circonstance dont il n'est nullement fait mention dans l'autopsie. Mais comme il est bien clair que la soudaineté de la mort a été due à la présence d'un gaz contenu dans les veines et dans le cœur, il faut, si l'on rejette l'introduction de ce gaz, admettre sa génération spontanée, car on ne saurait raisonnablement chercher ailleurs que dans la présence de ce gaz la cause de la mort.

Si les observations qui précèdent ne paraissent pas concluantes, il est facile d'en donner d'autres, mais pour ne pas rendre ce travail trop aride, je vais me borner à l'indication sommaire des faits les plus authentiques enregistrés par la science.

OBS. XVIII. — *Mort subite par air dans les veines.* — « M. Wintrich a communiqué à la Société médicale d'Erlange, le cas d'une femme en couches qui a succombé aux suites de l'introduction de l'air dans les veines utérines. La mort fut rapide ; il y eut seulement quelques convulsions et quelques suffocations qui suivirent l'expulsion de l'enfant et le décollement partiel du placenta. — L'autopsie ne laissa pas de doute sur l'introduction de l'air dans les veines utérines (1). »

OBS. XIX. — Le docteur Mac Clintock (de Dublin), dans son Mémoire déjà plusieurs fois cité, a recueilli plusieurs faits de pénétration de l'air dans les veines utérines. Il rappelle que sept cas ont été rapportés par M. Cormach, et ajoute qu'ils forment un corps difficile à réfuter. Six fois la présence de l'air dans les veines fut prouvée par l'autopsie, et l'on ne trouva pas autre chose. Dans tous ces cas, sauf dans un seul, dans lequel le placenta se putréfia, la mort eut lieu quelques heures après l'accouchement. Quant aux symptômes qui la précédèrent, ils furent très variés et n'eurent rien de pathognomonique. Ils consistèrent dans une grande anxiété, de la gêne respiratoire, un sentiment de suffocation imminente, de la fréquence et de la faiblesse du pouls.

M. Clintock rapporte encore deux autres faits, l'un publié par M. Berry, dans le *Medical provincial journal*, l'autre qui appartient à Ramsbotham.

OBS. XX. — Dans le premier, la mort eut lieu sept heures après la délivrance. L'utérus était vide, les sinus utérins étaient encore perméables. Le cœur fut trouvé très distendu par de l'air ; il ne contenait pas de sang. Les poumons étaient congestionnés et parsemés de tubercules dans leurs lobes postérieurs. L'urine de la vessie était fortement albumineuse. Il n'y avait pas de décomposition cadavérique. — Cependant l'autopsie n'ayant été faite que cinquante heures après la mort, ce fait, s'il était seul, ne serait pas concluant.

(1) *Journal de médecine et de chirurgie pratique,* 1848.

Obs. XXI. — Dans le second cas, la mort eut lieu six heures après l'accouchement d'un enfant mort-né. La femme rendit, par le vagin, des gaz fétides et un liquide vert-olive. Le tube digestif fut trouvé distendu par des gaz; l'utérus, distendu également, contenait des gaz fétides et un petit caillot. Ce fait est encore moins probant que le précédent, puisqu'il n'est pas fait mention de l'état du système circulatoire. Pour mon compte, je suis assez porté à croire qu'il n'est ici nullement besoin d'admettre l'introduction de l'air dans les veines pour expliquer la mort. La tympanite abdominale peut seule en rendre compte, et j'aurai à revenir sur ce fait. Mais il se peut aussi que les gaz de l'utérus aient été absorbés par les sinus de cet organe sans qu'on en ait trouvé trace dans le sang. L'odeur de ces gaz porte à croire qu'ils contenaient une notable proportion d'acide sulfhydrique, et ce dernier très vénéneux, est parfaitement soluble dans le sang.

Il me paraît résulter de ce qui précède, que s'il n'est pas rigoureusement démontré que l'état puerpéral prédispose les femmes à la génération spontanée de gaz dans le système sanguin, il y a au moins de fortes présomptions pour l'admettre. Mais il est tout à fait hors de doute que l'air extérieur peut pénétrer dans l'utérus après l'accouchement, et être alors absorbé par les sinus de cet organe. L'introduction de l'air dans la matrice est un fait presque vulgaire, et qui a été observé par tous les accoucheurs qui ont porté leur attention sur ce point. Il arrive en effet assez souvent que l'on entend, après la délivrance, un bruit très caractéristique, qui indique parfaitement l'entrée de l'air dans l'utérus. La théorie du reste en est fort simple: la matrice, en se contractant sur le produit de la conception, le chasse, et cette contraction amène, au moment de l'expulsion, l'effacement presque complet de sa cavité; il y a toujours alors un commencement de renversement. Sitôt l'expulsion, l'utérus, dont la mission est finie, se relâche, et sa cavité se reforme peu à peu; mais en se reformant il se fait, de toute nécessité, une aspiration de l'air extérieur qui la remplit. De là vient ce bruit assez fort que l'on entend souvent, si l'accouchement est rapide; aussitôt après la sortie de l'enfant, l'air se précipite promptement dans la cavité utérine. Au contraire, lorsque la délivrance se fait avec plus de lenteur, on n'entend rien, ou quelquefois on entend un sifflement plus aigu. Enfin, il est également incontestable que les matières putrescibles qui restent dans l'utérus après l'accouchement peuvent donner lieu à un développement de gaz, et que ce gaz peut être alors absorbé par les veines utérines.

Si une chose doit étonner, c'est que cette absorption ne soit pas plus fréquente, ou du moins qu'elle ne donne pas lieu à des accidents plus fréquents, car des circonstances assez nombreuses la favorisent. Telles sont l'amplitude des vaisseaux utérins au moment de l'accouchement, l'absence d'inosculation et de valvules dans ces mêmes vaisseaux, leur terminaison à la surface interne de l'utérus au niveau du placenta, par de larges orifices béants, qui ont quelquefois la dimension d'une plume à écrire, et même davantage. Lorsque l'utérus se contracte, les sinus chassent le sang qu'ils contiennent; ils se trouvent ainsi affaissés. Quand l'utérus se relâche, ils reprennent leur calibre, et exercent, par conséquent une sorte d'aspiration sur les gaz contenus dans la cavité de la matrice. L'hémorrhagie doit donc être une des causes qui favorise cette absorption gazeuse. On sait de plus, par des expériences faites sur des animaux, que, lorsque l'on injecte de l'air dans le système circulatoire, la mort est d'autant plus rapide que ce système est plus désempli.

L'introduction de l'air dans les veines utérines pourrait donc bien jouer un certain rôle dans la mort des femmes qui succombent en quelques minutes à une hémorrhagie dite foudroyante. Il en pourrait être ainsi, à plus forte raison, dans les cas où une mort rapide suit une perte qui n'a pas paru être très considérable.

J'ai plusieurs fois remarqué que des femmes, qui avaient eu une hémorrhagie assez grave tout de suite après leur accouchement, se relevaient pourtant assez promptement, et que dans ces cas on se rendait presque toujours maître de l'écoulement de sang, tandis qu'il n'en est pas en général de même quand la perte a lieu plusieurs jours ou seulement quelques heures après la délivrance. Alors, elle est d'ordinaire moins considérable et moins effrayante, mais elle a plus de tendance à récidiver, en même temps qu'elle laisse la femme dans un état de faiblesse dont elle se relève plus lentement. Je me suis demandé quelle pouvait être la cause de ce fait, qui ne paraît pas avoir encore fixé l'attention des accoucheurs, et je crois l'avoir trouvée dans une considération physiologique que j'ai développée dans une autre partie de ce travail; ce sont les sinus utérins, qui se vident rapidement du sang qu'ils contiennent, et la circulation générale n'est que peu influencée par cette perte. Lorsqu'on en est effrayé, il suffit de prendre le pouls de la femme, ou même de la regarder pour se rassurer : le pouls ne change pas, le visage ne pâlit pas. Quelquefois le sang, ainsi que je l'ai déjà dit, semble se porter plus activement vers les parties supérieures. Mais si la matrice, après s'être contractée fortement, vient à se relâcher trop et trop vite, l'hémorrhagie se reproduit jusqu'à ce qu'une nouvelle contraction vienne la faire cesser, et cette nouvelle perte est dangereuse, car ce n'est plus seulement le sang contenu dans les vaisseaux utérins au moment de l'accouchement qui est expulsé, mais celui de la circulation générale, qui continue d'affluer dans les sinus. Dans ce cas, la perte est d'ordinaire moins rapide ; mais comme elle tient à l'inertie de l'utérus, il est plus difficile de s'en rendre maître : le pouls faiblit, la femme pâlit, et pour peu que l'écoulement continue, sa vie est gravement en danger. Si, dans ces circonstances, quelques bulles d'air viennent à être aspirées par les veines utérines non complétement distendues par le sang, ou même lorsqu'il a tout à fait cessé de couler (l'absorption ne serait pas possible si le sang coulait à pleins tuyaux), la mort de la femme peut être instantanée, et elle est faussement attribuée à une perte qui, de sa nature, n'aurait pas été mortelle.

Un pareil événement ne semble redoutable, toutefois, qu'autant que la femme est dans de mauvaises conditions physiques, qu'elle a été affaiblie par une grossesse pénible ou par un travail long et laborieux, chaque fois, en un mot, que la malade est en quelque sorte à bout de forces. C'est dans de telles conditions, en effet, que l'inertie de l'utérus se présente le plus habituellement, et je crois avoir suffisamment démontré que cette inertie devait favoriser l'entrée de l'air dans les veines utérines. Maintenant, je suis loin de supposer que la mort subite d'une femme, pendant ou après une hémorrhagie qui ne paraît pas très considérable, doive être toujours expliquée par l'introduction de l'air dans les veines utérines. Je n'ai voulu qu'appeler l'attention sur un fait qui ne l'a pas encore fixée, et dont on ne saurait nier la possibilité.

La conclusion naturelle de ceci est d'engager les médecins qui auraient la douleur de perdre subitement une femme dans de semblables circonstances, et auxquels on permettrait de faire l'autopsie du cadavre, de porter toujours leur attention sur l'état du cœur et des gros vaisseaux, sur la veine cave et les veines utérines surtout. J'avais recueilli pour ce travail bon nombre d'observations de morts très promptes, que j'avais cru d'abord devoir rapporter soit à une hémorrhagie, soit à un épuisement nerveux, mais en réfléchissant depuis sur ces faits, il m'a semblé que plusieurs d'entre eux s'expliqueraient plus aisément en admettant l'entrée de l'air dans les veines utérines, et que la plupart des femmes auxquelles ils se rapportent étaient dans les conditions physiologiques qui sont le plus propres à favoriser cette introduction. Cependant, je ne saurais assurer que les choses se sont toujours passées ainsi, puisque dans les cas où l'autopsie a eu lieu, et ils sont rares, l'attention du chirurgien ne s'est point portée sur l'examen des veines.

Le développement spontané d'un fluide aériforme dans le système veineux de la femme en couches, le passage de l'air dans le torrent circulatoire par les orifices béants des vaisseaux utérins étant des faits acquis, la mort subite étant reconnue la conséquence habituelle de l'un et l'autre de ces accidents, il reste à déterminer, autant que le permet l'état actuel de la science, les symptômes qui précèdent la mort dans ces cas, lorsqu'elle n'est pas tout à fait foudroyante, et le mécanisme suivant lequel elle a lieu.

Avec quelque attention qu'on lise les observations de mort subite par pénétration de l'air dans les veines, que cette pénétration ait été le résultat d'une opération chirurgicale, ou qu'elle ait eu lieu chez la femme en couches par le mécanisme que je viens d'exposer, ou bien encore qu'il y ait eu génération spontanée de gaz dans les veines, la symptomatologie s'est toujours réduite à peu près à ceci : On entendit un bruit caractéristique, le malade eut une syncope, la pâleur devint extrême, le pouls et la respiration devinrent insensibles, et la mort eut lieu sans qu'aucun des moyens employés pût lui faire reprendre connaissance. Dans quelques circonstances, on a noté de plus des convulsions de la face et des bras, qui ont précédé la mort; quelquefois elle est arrivée dans un accès de suffocation, ou bien il est survenu un peu d'écume blanche à la bouche. Enfin, presque toujours le malade a eu le sentiment intime de sa fin prochaine et s'est écrié : « Mon sang se glace, j'étouffe, je suis mort, etc., » dès le début de l'accident. La mort n'a pas toujours eu la même soudaineté; tantôt elle a été tout à fait subite, d'autres fois les symptômes ci-dessus énumérés se sont succédé avec rapidité et dans un ordre qui n'a rien eu de bien déterminé. Dans quelques cas enfin, ils ont paru s'enrayer sous l'influence de stimulants énergiques, les malades ont repris leur connaissance pour quelques instants, mais l'insensibilité a bientôt reparu, et la mort n'en a pas moins eu lieu au bout d'un quart d'heure, souvent en moins de temps, quelquefois en un peu plus. Dans les cas de guérison, on a toujours pu nier la réalité de l'introduction de l'air dans les veines, et dire que les malades n'ont eu qu'une syncope simple.

Si maintenant on cherche à quel genre de lésion doivent se rapporter ces divers symptômes, on voit que celle-ci peut être multiple. Dans les cas les plus foudroyants, il n'y a rien qu'une syncope ; la distention gazeuse du ventricule droit arrête le mouvement du cœur, et à l'autopsie, cette cavité ne contient pas de sang ou n'en contient qu'une faible quantité. Lorsque la syncope se prolonge un peu, avant que la mort ne soit réelle, la pâleur de la face et l'affaiblissement du pouls indiquent assez que la mort a lieu par arrêt de la circulation. Lorsqu'il survient un peu d'écume bronchique à la bouche ; la mort a d'ordinaire été moins instantanée, et elle s'est accompagnée de phénomènes d'asphyxie ; quelquefois même ils ont été assez marqués pour donner lieu à de la suffocation. Enfin, dans les cas où l'on a observé des convulsions partielles ou générales, on est en droit de conclure qu'il y a eu une impression produite sur le cerveau par un sang altéré, par suite de l'arrêt ou du moins de l'embarras survenu dans la circulation cardiaque et pulmonaire, ou bien encore, parce que des gaz se sont spontanément développés dans les veines mêmes du cerveau.

Ainsi donc, syncope, asphyxie, apoplexie, les trois genres de mort se trouvent en quelque sorte réunis ici. Mais la syncope n'en est pas moins le phénomène dominant, essentiel, celui qui peut exister seul, et qui, dans tous les cas, tient les deux autres sous sa dépendance.

Cherchons maintenant quel traitement on pourrait opposer à cet accident, en admettant qu'on eût le temps d'agir.

Dans les cas de pénétration de l'air dans une veine pendant une opération faite dans la région dangereuse, on a cherché à retirer l'air au moyen de la succion de cette veine, opérée, soit avec la bouche, soit avec une ventouse, soit avec une pompe, mais ce moyen, qui n'a du reste donné presque aucuns résultats, n'est point applicable chez la femme en couches. Si l'on avait lieu de supposer que l'air extérieur se fût introduit par les sinus utérins, on devrait cependant s'opposer à une nouvelle introduction en rapprochant les cuisses de la femme qui, dans ce cas, pourrait, à la rigueur, en être quitte pour une forte syncope, en admettant que peu d'air fût entré. Mais l'on a vu, par ce qui précède, que ce n'est pas toujours l'air extérieur pur qui pénètre dans le système veineux ; c'est le plus souvent un gaz développé spontanément dans l'utérus, par suite d'une sécrétion morbide de cet organe, et, dans ce cas, il n'est nul moyen de s'opposer à l'introduction de ce gaz. Si pourtant il existait un physomètre manifeste, il serait peut-être utile d'introduire l'extrémité d'une pompe à air dans l'utérus et d'essayer de vider l'organe. Mais un tel moyen ne saurait être employé que dans un bien petit nombre de cas, puis il amène des lenteurs et exige un appareil qu'on n'a pas toujours à sa disposition.

Le traitement ne saurait donc, en définitive, être autre que celui de la syncope pure et simple. Solliciter vivement les contractions du cœur par des frictions, des massages, des pressions méthodiquement exercés, favoriser l'accès du sang au cerveau en étendant la malade horizontalement, faire respirer des odeurs fortes, donner de l'air et faire rougir bien vite la première tige de fer qui vous tombe sous la main, afin d'appliquer quelques boutons de feu à la base du cœur et au creux épigastrique, tels sont les moyens qui me paraissent devoir être exclusivement mis en usage. La saignée, en désemplissant les vaisseaux, ne ferait qu'aggraver l'accident, et d'ailleurs, nous avons vu que presque toujours une hémorrhagie, ou, tout ou moins, un état anémique avait précédé l'introduction de l'air, la saignée me semble donc tout à fait contre-indiquée.

Si l'on avait affaire à un développement spontané de gaz dans le sang et qu'on pût le reconnaître à quelques-uns des symptômes sus-indiqués, on devrait encore s'en tenir aux mêmes moyens. La saignée me paraît encore ici contre-indiquée, d'abord parce qu'elle ne peut que prolonger la syncope qui est le symptôme qu'il faut combattre tout d'abord ; en second lieu, parce que dans ce cas, où il y a bien évidemment décomposition du sang, on s'exposerait à hâter le mouvement de décomposition, en retirant une portion de ce liquide. Le gaz, moins comprimé, se dilatera davantage d'une part, puis les organes, ne recevant qu'un sang altéré et le recevant en moindre quantité, éprouveront à son contact, une excitation d'autant plus insuffisante, ou du moins, d'autant plus anormale, que ce sang sera à la fois plus altéré et en quantité moindre. On conçoit, en effet, que si la masse du sang qui se

rend à un organe, doit exciter comme deux, et qu'en raison de l'altération
qu'elle a subi, elle n'excite plus que comme un, il faut, loin de diminuer la masse du sang, chercher à l'augmenter, afin de rétablir l'excitation normale. On peut, il est vrai, supposer qu'en raison de l'altération
qu'il a subie, le sang peut produire une excitation anormale, d'autant
plus fâcheuse qu'il est en plus grande quantité, et qu'en retirant une
partie de ce liquide, on aura chance de diminuer les accidents qu'il
produit, tout en diminuant aussi son action physiologique normale.
Mais ce raisonnement n'est point applicable à la syncope. Le sang est
l'excitateur de nos organes ; s'il est altéré ou s'il contient un poison, il
devra avoir sur eux un effet spécial, stupéfiant, d'autant plus prononcé
que sa masse sera plus diminuée, car le poison sera moins étendu.
Ainsi, pour ces diverses raisons, je crois la saignée très contraire dans
tous les cas de syncope, que celle-ci soit le résultat de l'introduction
artificielle ou mécanique de l'air dans les veines, ou que cette syncope
soit le résultat d'un développement gazeux spontané dans ces vaisseaux,
ou qu'elle soit due à toute autre cause.

Les phénomènes d'asphyxie ou de paralysie, ou bien encore les convulsions, lorsqu'ils se présentent dans ces cas, n'aggravent pas le pronostic, au contraire, car alors la mort n'est pas instantanée, et l'on a
un peu plus de temps pour agir. On aura recours, si on le peut, et suivant l'occurence, à la respiration artificielle, à l'ingestion de quelques
boissons fortement stimulantes, etc. L'électricité doit être un grand
moyen dans tous ces cas, mais il est presque toujours impraticable, le
praticien n'a pas un appareil dans sa poche. D'ailleurs ceux qui ont
quelque efficacité sont d'un prix tellement élevé, et demandent tant
d'habitude pour être bien maniés, qu'ils resteront longtemps encore la
propriété exclusive de quelques hommes qui en feront leur spécialité.
Ce n'est point là un moyen pratique et qui soit à la portée de tous.

CHAPITRE CINQUIÈME.

DES MORTS SUBITÈS QUI ONT POUR CAUSE UNE LÉSION DES CENTRES NERVEUX.

Toute lésion matérielle grave des centres nerveux doit infailliblement
se terminer par la mort, mais il est rare que celle-ci soit tout à fait su-

bite. Dans les diverses formes de l'apoplexie et de la congestion cérébrale qui sont celles de toutes ces affections qui se terminent le plus
promptement, la mort n'est pas immédiate, à moins que l'épanchement
n'ait eu lieu dans la protubérance, et qu'il n'ait son siége à ce point
précis, inscrit dans le V des pyramides, auquel M. Flourens a donné le
nom de nœud vital (1). Dans ce cas, la mort est tout à fait subite ; Devergie en a fait connaître un exemple. Mais en toutes autres circonstances, la rapidité de la mort dépend d'un certain nombre de circonstances
dont la réunion fait souvent la gravité. Ainsi, lorsque l'épanchement est
réuni en foyer, il doit occuper non-seulement l'une des parties des
centres nerveux dont l'intégrité est indispensable au maintien de la vie,
mais il faut encore qu'il soit assez considérable pour y suspendre tout
d'un coup l'action nerveuse par suite de la compression ou des lacéra-
tions qu'il exerce. S'il en est autrement, le malade vit quelques heures,
souvent quelques jours ; il peut même guérir. Dans l'apoplexie diffuse, la
mort n'est également subite qu'à la condition que la pulpe cérébrale
soit, dans sa plus grande partie, imprégnée de sang ou de sérosité; car
dans ces deux cas le cerveau est en quelque sorte distendu molécules
à molécules, et il arrive un instant où cet état d'écartement n'est plus
compatible avec les fonctions nerveuses qui sont alors anéanties. Quelquefois pourtant, lors même que la mort a été fort prompte, on ne
trouve à l'autopsie qu'un degré d'hypérémie si léger, qu'on a peine à
lui rapporter la gravité des accidents et la rapidité de la mort; c'est
qu'en effet celle-ci s'explique alors bien plus par une modification dynamique que par une lésion matérielle.

L'apoplexie méningienne, donne lieu aux mêmes effets que l'apoplexie cérébrale proprement dite. Ici encore il y a compression rapide
du cerveau ou de la moelle, quelquefois des deux ensemble, soit de
dehors en dedans, quand les membranes périphériques ont fourni le
sang ou la sérosité, soit de dedans en dehors, quand les ventricules sont
remplis de l'un ou l'autre de ces liquides. Mais, dans ce dernier cas, il
existe presque toujours en même temps une apoplexie diffuse et l'on
trouve la substance nerveuse comme infiltrée.

Les autres affections du cerveau ou de ses membranes, l'inflamma-

(1) *Recherches expérimentales sur les fonctions du système nerveux*, Paris, 1842.

tion, le ramollissement, etc., peuvent encore, dans quelques circonstances, déterminer la mort subite, mais celle-ci est alors bien plus le
résultat d'une lésion dynamique déterminée par ces maladies, que celui
de la lésion organique elle-même, qui, bien que très étendue ou très
aiguë dans sa marche, n'amène la mort que d'une manière graduelle et
souvent lente.

Il est bien certain que les choses se passent dans l'état puerpéral
comme en dehors de cet état. Il s'agit donc de savoir si celui-ci ne
prédispose pas les femmes aux affections cérébrales qui sont de nature
à déterminer la mort subite, ou bien encore si, lorsque ces affections
existent, leur marche et leur terminaison peuvent être influencées par
le fait de la puerpéralité. « Quelquefois, disent Frank et Mahon, au milieu
des violentes douleurs qui semblent naître de l'accouchement, et en
même temps l'avancer, la mère est subitement frappée d'apoplexie, cette
apoplexie est produite par l'interruption du cours du sang, et surtout
par la compression de l'aorte ascendante, ce qui force les fluides de s'ac-
cumuler dans les vaisseaux de la tête, de les dilater outre mesure et de
briser ceux du cerveau, que leur extrême fragilité empêche de résister.
D'autres fois, la dilatation des vaisseaux comprime les nerfs, ou bien
ceux-ci, lorsqu'ils sont très irritables, sont excités par la violence des
douleurs au point que les convulsions qui s'ensuivent, arrêtent la circulation dans un organe essentiel à la vie (1). » MM. Larcher et Me-
nière (2) ont aussi insisté sur l'influence de la grossesse et de l'accouchement, comme cause prédisposante à l'apoplexie cérébrale. Maygrier,
au contraire, a combattu cette opinion devant l'Académie, et il ne croit
nullement que la grossesse puisse prédisposer à l'apoplexie. Mais il est
vraiment difficile d'accepter l'opinion de Maygrier dans toute sa rigueur,
quand on se reporte à l'état de la circulation chez les femmes grosses
et qu'on tient compte des phénomènes de compression si multipliés
qu'elles présentent. Ce sont là, en effet, deux causes générales très effi-
caces de congestion sanguine ou séreuse. Celle du poumon n'est pas
rare; celle de la face est très commune : il est peu de femmes qui, au
cours de leur grossesse, ne se plaignent d'avoir le sang porté à la tête,
qui n'y éprouvent quelquefois des pesanteurs, qui n'aient de temps à

(1) *Dictionnaire des sciences médicales*, t. XIX.
(2) *Archives de médecine*, 1848.

autre la figure chaude et un peu vultueuse. La bouffissure de la face,
l'œdème des jambes et parfois même l'œdème général sont aussi des
accidents fréquents chez les femmes grosses. Tous les organes se con-
gestionnent facilement chez elles. Le cerveau seul ne saurait faire
exception, d'autant que cet organe est plus riche en vaisseaux qu'aucun
autre, que ceux-ci sont plus ténus, plus délicats, et que sillonnant une
masse molle et dépressible, ils sont moins soutenus et peuvent être plus
facilement distendus. C'est donc très probablement à une congestion
légère du cerveau qu'il convient de rapporter presque toujours bon
nombre d'accidents inhérents à la grossesse, même à celle qui est
très régulière : tels sont les maux de tête, les vertiges, les éblouissements, l'engourdissement, le besoin de sommeil plus grand, quelques
troubles des organes digestifs doivent aussi se rallier à la même cause, etc.
Mais une hypérémie plus considérable entraîne aussi avec elle des
phénomènes plus graves, tels que des paralysies plus ou moins complètes et de véritables attaques d'apoplexie. De la congestion cérébrale
à l'apoplexie véritable, il n'y a qu'un pas, bien qu'il y ait entre ces deux
affections la différence de la cause à l'effet, puisque la seconde est le
résultat de la première. Toutes deux peuvent, du reste, tuer très
promptement, et la congestion plus vite même que l'apoplexie, parce
qu'elle occupe la totalité de l'organe, tandis que la seconde est d'ordinaire plus limitée.

Si maintenant on tient compte de la composition du sang chez la
femme grosse, on comprendra parfaitement que son état doit la prédisposer aux congestions séreuses de l'encéphale, et par conséquent à cette
forme d'apoplexie.

Enfin pour ce qui est des affections de la pulpe cérébrale elle-même,
inflammation, ramollissement, etc., la grossesse peut encore les activer,
sinon les produire, tant par suite de l'état de congestion dans lequel
elle maintient l'organe, que par suite de la surexcitabilité nerveuse
qu'elle détermine en dehors de toute lésion matérielle ; car un organe
dont les fonctions sont surexcitées est toujours bien près de s'enflammer.

Mais la grossesse peut n'être pas seulement une cause prédisposante
aux affections cérébrales. Lorsque celles-ci sont imminentes, elle peut
devenir cause occasionnelle, et lorsque ces mêmes affections existent ou
se manifestent en dehors d'elle, il se peut qu'elle hâte leur terminaison

fatále, et qu'elle la brusque en quelque sorte. Dans l'un et l'autre cas, elle exerce une influence de même nature ; la cause n'a pas changé son mode d'action, son énergie seule a varié en raison de circonstances individuelles, souvent inappréciables, et donne lieu à des effets plus tranchés.

Comme il est rare que la mort soit tout à fait subite dans tous ces cas, il existera, presque toujours, chez la femme des signes prodromiques qui feront craindre chez elle l'imminence, soit d'une apoplexie, soit de toute autre affection cérébrale ; et, d'autre part, les symptômes ne se succéderont pas avec assez de rapidité pour qu'on ne puisse, le plus souvent, les isoler et poser le diagnostic. Quelquefois même on aura le temps de recourir à une médication, qui, bien dirigée, pourra prolonger l'existence et même conjurer la mort. De sorte que cette terminaison n'aura guère lieu d'une manière subite, que lorsque les malades n'auront pas reçu à temps les secours de l'art, par suite de l'éloignement d'un médecin ou par négligence des personnes qui les entourent. Lorsqu'il en sera autrement, il y aura au moins tout lieu de croire que la lésion cérébrale n'est pas la cause unique de la mort. En effet, les causes qui, chez la femme grosse ou récemment accouchée, favorisent l'apoplexie cérébrale, sont aussi celles qui favorisent chez elle l'apoplexie pulmonaire et l'hypertrophie du cœur. Aussi, ces trois affections se compliquent presque toujours chez elle, et, bien que l'on soit naturellement porté à considérer la mort comme le résultat de celle qui a pris le plus de développement, il n'en est pas moins vrai qu'il faut tenir compte aussi de l'action des deux autres. La mort subite par le cerveau seul est très rare ; elle est, au contraire, assez commune lorsqu'il existe quelque complication du côté du poumon ou du cœur. L'état puerpéral ne modifie en rien cette loi posée pour la première fois par Devergie.

L'apoplexie, qu'elle soit sanguine ou séreuse, est certainement l'affection organique du cerveau qui peut le plus promptement entraîner la mort et c'est à cette affection qu'il faut rapporter bon nombre de morts subites. Les autres maladies de l'encéphale, inflammations, dégénérescences, etc., peuvent être aussi sûrement mortelles, mais elles n'ont point une marche aussi rapide ni aussi insidieuse ; il est rare alors que la mort soit imprévue ; il est plus rare encore qu'elle soit, à proprement parler, subite. L'état puerpéral, que la femme soit ou ne soit pas accouchée, peut bien exercer une certaine influence sur le pronostic de ces affections, en accélérer la terminaison, mais je ne sache pas que cette influence puisse aller jusqu'à produire une terminaison brusque et tout à fait imprévue. Lallemand, dans sa seconde lettre sur l'encéphale, a rapporté trois cas de morts rapides (1). Dans ces observations, la mort n'eut rien d'imprévu, sauf peut-être dans la dernière; aussi je n'ai pas cru devoir en rappeler les détails. J'ajouterai seulement que dans toutes trois le diagnostic fut possible, car on ne pouvait guère hésiter qu'entre une affection inflammatoire du cerveau et une apoplexie; mais les convulsions et le délire durent éloigner cette seconde supposition. Il est aussi à remarquer que chez ces trois femmes, et chez la troisième surtout, il y eut une péritonite qui fut probablement le point de départ des autres accidents. Rien d'étonnant que la cause qui a déterminé l'inflammation d'une séreuse détermine aussi celles des autres séreuses. Les membranes du cerveau une fois prises, cet organe s'est enflammé lui-même, et la nouvelle maladie, marchant plus vite que l'ancienne, l'a bientôt masquée, et est ainsi devenue la maladie dominante et celle à laquelle on a rapporté la mort. Du reste, la péritonite puerpérale peut à elle seule déterminer une mort prompte et tout à fait imprévue, dans des cas où cette maladie reste si bien latente, que son existence échappe à l'examen des accoucheurs les plus habiles. J'en vais rapporter tout à l'heure quelques exemples. Il faut encore observer que dans deux des observations de Lallemand, on prescrivit une assez forte dose d'émétique pour remédier à des accidents saburraux, et que ce fut seulement après l'ingestion du médicament que les accidents cérébraux se manifestèrent. Sans vouloir établir ici une relation de cause à effet, je remarquerai pourtant que plusieurs fois un purgatif énergique, alors même qu'il était indiqué, a déterminé la mort en très peu de temps chez de nouvelles accouchées. — Elle m'a paru devoir s'expliquer alors par susceptibilité nerveuse des organes digestifs qui réagissent vivement sur le centre nerveux épigastrique; je rapporterai aussi quelques faits de ce genre. Mais toujours est-il que, dans ces trois observations, il y eut des symptômes cérébraux qui ont concordé avec une lésion de l'encéphale très suffisante pour expliquer la mort, ce qui dispense de lui rechercher d'autres causes. Quant à la promptitude avec laquelle les

(1) Obs. 9, 10 et 17.

malades ont été enlevées, cela paraît devoir tenir à l'état d'épuisement profond dans lequel elles se trouvaient par suite d'un accouchement antérieur.

En résumé, les lésions matérielles des centres nerveux sont rarement par elles-mêmes une cause de mort subite chez les femmes en couches, mais ces lésions peuvent se rencontrer avec des lésions des organes de la respiration ou de la circulation, et la mort subite est alors le résultat non pas de la lésion cérébro-spinale exclusivement, mais aussi de celles qui coexistent avec elle. Plus souvent encore, il faut le concours d'une lésion dynamique de l'innervation pour expliquer la mort ; mais celle-ci sera d'autant plus fréquente et d'autant plus grave que les organes nerveux seront matériellement altérés. Les symptômes des affections de l'encéphale n'offrent rien do bien particulier à noter chez la femme grosse ; elles peuvent, comme chez toute autre personne, se confondre avec des affections purement nerveuses et le diagnostic différentiel, bien que très important pour le traitement, n'est pas toujours facile à établir. J'essayerai de le faire pour quelques-unes au moins, en parlant de l'apoplexie nerveuse.

Le traitement des maladies du cerveau comporte deux indications spéciales : d'abord celle de vider l'utérus, quand il y a lieu, le plus promptement possible ; en second lieu, celle de proportionner les émissions sanguines aux forces présumées de la malade.

CHAPITRE SIXIÈME.

DES MORTS SUBITES QUI SEMBLENT AVOIR POUR CAUSE UNE FIÈVRE PUERPÉRALE LATENTE OU QUELQUE AUTRE AFFECTION GÉNÉRALE IGNORÉE.

La fièvre puerpérale est souvent une maladie insidieuse ; elle naît quelquefois sourdement pendant ou avant le travail de l'accouchement, et, dans ces circonstances, il se peut que la femme meure avec une grande promptitude et à l'instant où l'on s'y attend le moins. Les auteurs ont enregistré quelques observations de morts presque subites après la délivrance, dont la cause est restée très obscure quand l'autopsie n'a pas eu lieu, et qui ne peuvent être attribuées qu'à une métro-péritonite latente. Le diagnostic a même pris toute la rigueur désirable dans plusieurs cas suivis d'ouverture.

M. Taranget rapporte un cas de métro-péritonite latente (1).

Obs. XXII. — *Fièvre puerpérale latente probable; mort à peu près subite.* — « La femme Grimbert, trente-six ans, d'une santé ferme, multipare, venait d'accoucher naturellement et sans beaucoup d'effort, d'un enfant mâle et très volumineux. Cette femme fut très bien jusqu'à six heures du soir. Alors il survint un mal-de cœur, avec oppression, suivi d'une douleur vive à la région ombilicale. Une demi-heure après, M. Taranget la trouva assise sur son lit, dans les angoisses de la plus vive oppression, froide, couverte de sueur, sans pouls, les yeux éteints, les lèvres livides, les seins flétris et desséchés, le ventre agité, mais souple. On n'eut que le temps de lui administrer les secours-de l'Église ; à sept heures un quart, elle expira. La veille au matin, cette femme s'était plainte de maux de cœur et de douleurs de ventre qui ne venaient que par intervalle, de sorte qu'on attribua ces phénomènes aux approches du travail, qui commença le soir et dura jusqu'au lendemain matin. Les eaux qui s'épanchèrent étaient une espèce de bouillie verdâtre et puante. Cependant l'enfant vint vivant, mais faible. Il eut, peu après sa naissance, une évacuation assez considérable d'une matière fluide pareille aux eaux qu'avait fourni la rupture des membranes. »

Je ne suivrai pas M. Taranget dans toutes ses réflexions ; dès que l'autopsie manque, on ne peut faire que des conjectures sur la cause de cette mort si soudaine. Cependant je suis tenté comme lui, de voir là une variété de la fièvre puerpérale : fièvre latente et qui avait débuté l'avant-veille par des symptômes dont on devait naturellement méconnaître la gravité. Quant aux eaux, il est bien clair qu'elles étaient teintes de méconium, l'enfant ayant eu une évacuation de matières semblables. Cette circonstance jointe à l'état de faiblesse dans lequel il naquit, indique assez que l'état de sa mère réagissait fortement sur lui, et qu'il n'eût pas résisté si le travail se fût prolongé. La consistance et l'odeur du liquide amniotique laisserait croire aussi qu'il n'était pas seulement taché de méconium, mais qu'il contenait en outre une certaine quantité de pus décomposé. — Si maintenant on se reporte aux symptômes qui ont accompagné la mort, on trouvera que cette femme a succombé à un accès de suffocation. Il y a donc lieu de se demander si, sous l'influence de l'état général de cette malade, il ne s'est point formé un épanchement pleurétique abondant. Aujourd'hui on ne manquerait pas d'ausculter dans de telles circonstances, et l'examen de la poitrine donnerait peut-être quelques renseignements utiles : mais en 1786, les moyens de diagnostic exact n'étaient pas encore connus, et l'on est, sur ce point,

____

(1) *Journal de médecine,* Bacher, Paris, 1786, tome I, page 271.

réduit à une supposition toute gratuite. Toujours est-il que la coïncidence d'un épanchement pleurétique avec une métro-péritonite serait un fait qui n'aurait rien d'anormal et qu'une semblable hypothèse est parfaitement plausible. Cette observation eût donc pu, à la rigueur, se placer au chapitre des affections pulmonaires.—Mais il n'est pas même nécessaire de recourir à une telle explication pour se rendre compte de cette mort rapide. En admettant qu'il y ait eu chez cette femme une inflammation péritonéale latente, et je la crois très probable, la mort s'explique naturellement par l'excitation produite sur les ganglions sympathiques. C'est au trouble de l'innervation sympathique qu'il faut alors rapporter les accidents de suffocation, et ceux-ci on pu exister, indépendamment de toute lésion matérielle des organes respiratoires. J'ai déjà indiqué le mécanisme de la mort dans ces cas (v. p. 158), et j'aurai plusieurs fois encore occasion d'y revenir. C'est donc, en définitive, à une péritonite latente que je crois devoir rapporter la cause première de la mort, bien que celle-ci ait eu lieu par suffocation. Du reste, l'observation suivante ne laissera, je l'espère, aucun doute sur l'existence de ces péritonites latentes, qui se déclarent pendant ou même avant le travail de l'accouchement et sur leur gravité. Elle a été recueillie à la clinique de M. P. Dubois, et elle confirme un point de pratique obstétricale que l'éminent professeur a plusieurs fois signalé à l'attention de ses élèves.

Obs. XXIII. — *Péritonite latente; mort subite; autopsie.* — Chez une jeune femme, petite, primipare, dont le bassin était un peu rétréci, et dont le travail, qui durait depuis deux jours, offrait plusieurs particularités étrangères à mon sujet, telles que procidence du cordon, mort de l'enfant, etc., il fallut pratiquer la craniotomie et terminer avec un très petit forceps, dans la crainte que, malgré la réduction de la tête, les contractions utérines, bien qu'elles fussent fortes, ne pussent triompher de l'obstacle formé par le rétrécissement du bassin. Mais M. Dubois se borna à soutenir la tête, de sorte que la parturition se fit sans aucune violence et n'eut rien de plus pénible que si l'accouchement eût été naturel. Cependant seize heures après, l'accouchée qui n'avait pas éprouvé ce que les Anglais appellent le choc nerveux, c'est-à-dire la commotion nerveuse produite par une opération, succombait sans qu'on put déterminer la cause de sa mort. — A l'autopsie on trouva un épanchement séro-purulent dans l'abdomen, une injection des intestins et de l'utérus, et du pus parfaitement formé dans les vaisseaux lymphatiques qui du fond de l'utérus se rendent ux ganglions lombaires. Il y avait donc là une péritonite latente (1). »

On ne signale ici ni frissons, ni douleur abdominale, ni balonnement, ni hoquets, ni vomissements, ni transpirations abondantes, rien, en un

(1) *Journal de médecine pratique*, art. 2832.

mot, de ce qui pouvait faire soupçonner la péritonite ; et, certes, là cause de cette mort serait restée toujours ignorée sans l'autopsie. Peut-être les phénomènes du début ont-ils été masqués par les douleurs du travail qui ont été tout le temps assez intenses, mais il y a plutôt lieu de croire que la péritonite avait débuté, d'une manière toute latente, quelques jours avant le travail, car celui-ci n'a duré que deux jours, et il est assez peu probable que du pus bien lié ait pu se former en si peu de temps. — En présence d'une ouverture aussi concluante, il n'y a pas lieu de mettre en doute la cause de la mort ; mais il faut en rechercher le mécanisme, car elle a certainement eu lieu d'une manière anormale. Eh bien! pour moi, cette mort imprévue s'explique comme celle de l'observation précédente ; c'est au trouble de l'innervation sympathique qu'il la faut rapporter. Il y a seulement cette différence dans les deux observations, c'est que chez la femme Grimbert, il y eut une sorte de spasme suffocant, tandis que chez la malade de M. Dubois, où l'on ne fait pas mention des phénomènes qui accompagnèrent la mort, il y a lieu de croire que l'action nerveuse s'est anéantie peu à peu, et que la mort a eu lieu dans une syncope extrême ; mais cette différence dans l'expression des symptômes, n'implique nullement une différence dans la nature de la cause.

Une péritonite peut déterminer une mort soudaine à une époque bien plus éloignée, et alors que tout fait espérer une franche convalescence comme dans le fait suivant, qui appartient au docteur Sunderlin (de Berlin) et qui est extrait des *Archives de méd.*, *de chir.* et *d'accouchements* :

Obs. XXIV. — *Péritonite ; mort subite durant la convalescence ; autopsie.* — « Une femme de vingt-cinq ans, bien constituée, fit une une fausse-couche, au cinquième mois de sa grossesse, à la suite d'une altercation. L'accouchement et la délivrance se firent avec facilité. Cependant, le second jour, on vit se développer tous les symptômes d'une péritonite qui fut enrayée par une médication largement antiphlogistique et légèrement purgative. Il y eut plusieurs alternatives de mieux et de pire, et plusieurs fois la malade eut des *sueurs aqueuses qui couvraient tout le corps*, indices ordinaires d'un épanchement. Néanmoins le sixième jour, cette femme, en fort bonne humeur, avait passé une bonne nuit et avait de l'appétit. Le ventre ne causait de la douleur que lorsqu'on le palpait longtemps et très profondément. Les lochies coulaient, et la malade ne se plaignait que d'une envie fréquente, et incommode d'uriner. Le pouls avait encore cent huit pulsations, mais n'était ni dur ni fort. Après midi, tout était changé : le visage, auparavant doux et bienveillant, exprimait la douleur et l'indignation ; cette femme, toujours très réservée, se découvrait sans aucune pudeur. Après des questions réitérées, elle apprit enfin que deux heures avant elle était très bien et ne doutait nullement de son rétablissement, mais qu'ayant fait alors quelques efforts de garderobe, elle avait senti au fond du bassin un abcès crever et une douleur brûlante se répandre dans toute l'étendue du bas-ventre. La malade dit qu'elle était sûre de mourir bientôt, eut une légère défaillance, refusa toute espèce de médication, et s'éteignit le lendemain matin. — A l'autopsie on trouva dans le bas-ventre un épanchement fort abondant d'une sérosité mêlée de flocons plastiques. La source de cet épanchement était dans le repli que forme le péritoine en couvrant la paroi postérieure de la matrice et en remontant vers le rectum; on trouva ces parties adhérentes et couvertes d'une grande quantité de lymphe puriforme. Il est probable qu'ayant formé un sac, celui-ci s'était rompu par les efforts de la malade pour aller à la selle, car on voyait une ouverture ovale par laquelle la lymphe puriforme s'était sans doute écoulée. Il y avait aussi dans le péritoine du petit bassin des traces d'une inflammation récente qui s'était sans doute formée à la suite de l'épanchement. »

Cette observation est un exemple bien remarquable de la prudence avec laquelle il faut porter un pronostic dans les cas de péritonite, puisqu'une collection considérable peut se former sourdement et exister alors que tous les symptômes généraux s'amendent. Toutefois, si la poche ne se fût pas crevée accidentellement, il est permis de supposer que le liquide qu'elle contenait se fût résorbé, et que la santé de cette femme eût continué de s'améliorer ; ou bien encore que la nature, presque toujours ingénieuse, eût, pour conserver les jours de cette femme, conduit cette collection au dehors sans qu'il se fît d'épanchement dans l'abdomen. Mais je dois laisser ces questions de côté, quelque intéressantes qu'elles soient, et m'occuper exclusivement de savoir si on eût pu, sans l'autopsie, reconnaître la cause de cette mort si inattendue, bien qu'elle n'ait pas été tout à fait subite. Je n'hésite pas à répondre par la négative, car la déclaration faite par la malade qu'elle avait senti un abcès se rompre est la seule indication sur laquelle on eût pu baser le diagnostic; cette indication pouvait manquer et d'ailleurs combien n'était-elle pas fugitive? Rien, dans les phénomènes observés, ne mettait sur la voie d'un accident de cette nature. Au lieu d'une péritonite très aiguë, qui selon toute apparence devait se déclarer, il existe seulement de l'agitation nerveuse, puis une légère défaillance, et la mort arrive quelques heures après sans qu'on ait observé rien de plus. Il eût donc été à peu près impossible de déterminer la cause de cette mort, si l'autopsie n'eût pas eu lieu, et tout porte à croire qu'on eût supposé que cette femme succombait à des accidents nerveux idiopathiques. On eût été du reste à moitié dans le vrai ; ce sont bien les accidents nerveux qui l'ont tuée, mais leur point de départ était dans une lésion matérielle grave, qui avait vivement réagi sur le système nerveux ganglionnaire. Si la réaction eût été un peu plus vive encore, cette femme eût pu ne vivre que quelques instants après la rupture de la poche, et sa mort n'en eût été que plus inexplicable.

. Après des faits aussi concluants que ceux qui précèdent, on me permettra de rapporter la mort à une cause analogue dans les deux observations qui suivent, bien qu'il n'y ait pas eu d'autopsie.

Obs. XXV. — *Péritonite probable; mort prompte.* — « Dans la première (Obs. 57, de Delamotte), il s'agit d'une jeune dame primipare, accouchée aussi heureusement que possible et qui se porta aussi bien que femme en cet état peut le faire jusqu'au soir du cinquième jour. Alors il survint un peu de fièvre qu'on prit pour un effet de la montée du lait qui commençait seulement à se faire; mais la fièvre augmenta rapidement, puis il vint un délire violent. On envoya courrier sur courier vers Delamotte, qui était à cinq lieues de la malade; il fit diligence et rencontra à une lieue du logis un troisième courrier qui venait lui donner avis de sa mort. Cette dame avait été peu de temps en travail, bien accouchée, bien délivrée, elle n'avait fait aucun écart de régime, et les suites de couches avaient marché régulièrement jusqu'à la fin du cinquième jour. Il est vrai que pendant les premiers mois de sa grossesse elle s'était mal portée, mais deux saignées, faites au quatrième et cinquième mois, firent cesser les accidents et rendirent la respiration facile, de sorte qu'elle ne s'était jamais mieux portée depuis. Les suites de couches parurent même heureuses et tout cela ne l'empêcha pourtant pas de mourir au commencement du dixième jour. »

Le début d'une fièvre puerpérale très grave peut être méconnu, parce qu'il est masqué par la fièvre de lait. On rapporte naturellement à celle-ci les symptômes fébriles qui apparaissent dans les premiers jours qui suivent l'accouchement, mais la rapidité avec laquelle ils marchent vient bien vite éclairer le diagnostic. Ici l'intensité de la fièvre et le développement des symptômes cérébraux ne permettent guère de méconnaître la nature de l'affection qui emporta la malade.

. Dans la seconde observation (obs. 63 de Delamotte), la mort fut plus soudaine encore, et il est tout aussi difficile d'en préciser la cause.

Obs. XXVI. — *Péritonite probable; mort subite.* — « Une dame, qui quatre fois déjà était accouchée heureusement, mit de la même manière au monde deux enfants à sa cinquième couche. Cette dame se porta très bien les six jours qui la suivirent, elle n'eut pas même de fièvre de lait. Un médecin de ses amis vint la voir et causer une heure avec elle. Elle se trouva le soir en sueur pendant deux heures, après quoi la garde l'essuya et la changea de linge. Elle se portait encore assez bien à un peu d'inquiétude près. On fut, pour cette cause, chercher de la Motte, qui trouva sa malade non-seulement très inquiète, *mais avec un pouls très petit, fort enfoncé et inégal.* Elle lui dit qu'elle était agitée, mais qu'elle s'apercevait fort bien que ce ne serait rien. Cependant *le mal augmenta tellement, et si promptement, que cette malade perdit la parole presque aussitôt, et la connaissance avec la vie en moins d'heure.* »

Ici, le premier symptôme est une sueur copieuse qui dure deux heures, et que la malade supporte fort bien. Cette sueur fut-elle le prélude d'un épanchement péritonéal, ainsi que cela arrive quelquefois? Fut-elle la fin du premier accès d'une fièvre larvée pernicieuse, et les symptômes qui lui succédèrent (inquiétude, affaissement des forces et du pouls) furent-ils le résultat d'un épanchement péritonéal, ou le commencement d'un deuxième accès pernicieux méconnu, et auquel devait succomber la malade? Toujours est-il qu'on ne saurait voir là qu'une péritonite latente ou qu'une fièvre pernicieuse subintrante. La péritonite elle-même peut quelquefois revêtir ce caractère, et l'on sait que la marche de la maladie est alors si rapide, que c'est à cette forme que les auteurs ont donné le nom de typhus puerpéral. Du reste, quelque opinion qu'on se fasse sur la nature de l'affection qui enleva si rapidement ces deux femmes, on ne peut expliquer leur mort que par une lésion profonde de l'innervation ; et lorsqu'il existe une disposition générale à l'inflammation, comme cela se rencontre même après l'accouchement qui est le plus simple en apparence, on a du moins tout lieu de croire que le système nerveux ganglionnaire, si développé dans le ventre, est celui dont les centres nombreux doivent les premiers subir l'excitation que toute maladie inflammatoire détermine plus ou moins sur l'innervation générale. C'est dès lors presque toujours aux troubles des fonctions du grand sympathique qu'il convient de rapporter les accidents graves qui peuvent avoir lieu.

Il n'est pas même nécessaire d'une péritonite pour expliquer de tels effets. L'observation suivante (1) prouve qu'ils peuvent se produire sous l'influence d'une simple irritation gastrique, et que l'administration intempestive ou imprudente d'un purgatif chez une femme accouchée depuis peu, peut avoir pour résultat une mort presque immédiate.

Obs. XXVII. — *Purgatif ; mort subite ; autopsie.* — « Une jeune femme accouchée sans accidents le 4 octobre était le 11 dans l'état le plus satisfaisant. Son médecin lui prescrivit alor

(1) *Annales d'hygiène publique et de médecine légale,* 1842, tome XXVII, page 397.

13

40 grammes de sulfate de potasse en six paquets. Après la première dose, cette femme fut prise de douleurs atroces dans l'estomac et dans le ventre, de crampes dans les membres, de nausées et de vomissements. Ces accidents augmentèrent et le médicament fut cependant continué. Cette femme succomba au bout d'une heure un quart, alors qu'elle venait de prendre le cinquième paquet. On crut à un empoisonnement. MM. Bonnasies et Bayard, chargés de faire une autopsie judiciaire, ne trouvèrent d'autre lésion qu'un emphysème de la muqueuse gastrique et intestinale, qui était parfaitement saine dans les espaces qui séparaient les bulles emphysémateuses. L'analyse chimique des liquides de l'intestin démontra qu'il n'y avait point eu d'erreur de la part du pharmacien. »

M. Bayard fait observer que la dose de 40 grammes, prescrite par le médecin, était un peu élevée, le sel de *duobus* ne devant pas être administré à plus de 16 à 32 grammes, mais que ce sel n'est cependant pas un poison à la dose de 40 grammes. J'ajouterai à cette réflexion que la malade prit cinq paquets seulement, encore la mort suivit-elle de trop près l'administration de la dernière dose, pour qu'il y ait lieu d'en tenir bien compte, d'autant que ce fut dès la première que les accidents se montrèrent avec toute leur gravité. Ainsi, il y a lieu d'admettre que, si la dose prescrite fut trop forte, la dose ingérée ne le fut pas, et que quand bien même on n'eût pas continué l'administration du remède, la mort eût très probablement suivi la première prise. L'emphysème de la muqueuse gastro-intestinale n'est point non plus une lésion anatomique assez grave pour rendre compte de la mort prompte de cette femme ; il faut donc, de toute nécessité, recourir à une autre explication. La plus naturelle me semble celle que j'ai donnée des faits précédents. Je ne puis toutefois me dispenser de résumer ici quelques sages réflexions des auteurs : « Le sulfate de potasse est, à la suite des couches et chez les femmes qui n'allaitent point, un des purgatifs les plus usités à la dose de un, deux, quatre gros. Il est plus actif, plus irritant que la plupart des sels neutres auxquels il faut se garder de l'assimiler. Un enseignement sort de cette observation, c'est qu'on ne doit jamais prescrire un médicament actif à un individu qui n'est pas malade. On a vu, en effet, que sept jours après ses couches, cette femme se portait parfaitement bien, et que, néanmoins, son médecin lui a donné un violent purgatif, sans doute dans le but de prévenir les maladies laiteuses dont elle pouvait un jour être menacée, transformant ainsi un danger imaginaire en périls bien réels, et que l'art n'a pu surmonter. Cette conduite n'est pas rationnelle et ne doit, en aucun cas, être imitée. »

Il resterait à savoir si c'est bien à l'influence puerpérale qu'il faut rapporter la catastrophe qui est survenue, ou si elle eut lieu indépendamment de cette influence. On conçoit qu'il n'est pas possible de résoudre définitivement une pareille question, et il doit suffire que la réponse affirmative soit la plus probable.

Il existe dans les sciences plusieurs cas de mort à peu près subite à la suite d'une tympanite abdominale rapidement développée. La mort est dans ce cas le résultat de la douleur, autant et peut-être plus que celui de la compression brusque du poumon par le refoulement du diaphragme, et cette douleur semble due elle-même à la distension des anses intestinales et à la pression qu'elles exercent sur les nerfs ganglionnaires. La tympanite abdominale n'est pas rare après l'accouchement, et l'on conçoit par combien de motifs elle peut être alors très dangereuse et devenir quelquefois la cause d'une mort presque subite.

Toutes ces observations rentrent très directement dans le cadre de ce travail, car, dans toutes, la mort fut prompte et imprévue, et il n'eût pas été possible d'en pénétrer la cause, si l'autopsie n'eût eu lieu pour quelques-unes d'elles au moins. Il reste même un certain doute dans l'esprit pour les autres, tant il est vrai que le diagnostic est presque toujours incomplet, quand il n'est pas contrôlé par l'examen cadavérique. Il me faut encore faire observer que dans ces derniers faits, il y a eu tantôt syncope, et tantôt asphyxie; que la femme s'est tantôt éteinte dans une sorte d'épuisement, et que tantôt la mort a eu lieu dans une sorte d'accès convulsif, ce qui fait que tous les genres de mort ont, pour ainsi dire, été observés dans ces circonstances. Cela me paraît tenir à ce que, dans ces cas, la lésion organique, bien évidente et très grave, n'est pourtant point de nature à déterminer, par elle-même, une mort aussi subite, car elle ne porte pas sur l'un des organes essentiels à la vie. Cette lésion n'a donc pas eu d'action directe, mais elle a mis en jeu des sympathies nerveuses qui ont alors indistinctement porté le trouble dans les grandes fonctions vitales. A ce point de vue, les faits que j'ai réunis dans ce chapitre eussent pu, jusqu'à un certain point, trouver place dans le chapitre suivant.

Je n'ai rien à dire des symptômes de ces affections puerpérales foudroyantes ; elles sont latentes et peuvent être soupçonnées plutôt que reconnues. Cependant un travail laborieux, un état d'inquiétude et d'agitation, que les circonstances au milieu desquelles se trouve la femme n'expliquent pas, de la fièvre, la suppression des lochies, des frissons revenant par intervalles, ou bien un frisson très intense et pro-longé, etc., sont des signes qui doivent toujours tenir éveillée l'attention de l'accoucheur, car ils sont, en général, les précurseurs d'accidents graves. Ceux-ci se manifestent parfois avec tant de rapidité, qu'il n'est presque jamais possible de leur opposer aucun traitement. Les moyens à employer varieraient, du reste, avec la nature des accidents. Si ceux-ci consistaient dans un affaissement des forces, dans une adynamie rapide, les stimulants devraient être mis en usage. S'il y avait des phénomènes d'asphyxie, de la suffocation, des spasmes, les révulsifs et les nervins seraient indiqués. Enfin, dans les cas de tympanite abdominale, les lavements, purgatifs ou rendus excitants par une infusion de badiane ou de sauge, me semblent les moyens les plus avantageux pour provoquer une évacuation gazeuse.

CHAPITRE SEPTIÈME.

DES MORTS SUBITES DONT LA CAUSE EST ÉTRANGÈRE A TOUTE LÉSION ORGANIQUE.

Je suis arrivé à la partie la plus épineuse de mon travail. Dans les observations qui précèdent, l'examen des organes a presque toujours révélé la cause probable sinon certaine, indirecte sinon directe de la mort subite des femmes en couches. Une lésion matérielle plus ou moins grave, plus ou moins étendue, a presque toujours expliqué cette mort ; soit que cette lésion fût par elle-même de nature à suspendre l'exercice de l'une des trois grandes fonctions dont l'arrêt est incompatible avec la vie, soit qu'ayant son siége dans un organe d'une importance secondaire, elle ait exercé sur le cœur, les poumons, ou les centres nerveux, une action sympathique assez profonde pour anéantir le jeu de ces organes. J'ai montré que, dans les cas les plus simples, la mort s'accompagnait de symptômes qui permettaient de reconnaître, jusqu'à un certain point, le siége de la lésion, sa cause et souvent sa nature. C'est même de cette manière que j'ai pu quelquefois déterminer la cause de la mort avant que l'ouverture du cadavre ait démontré la rigueur du diagnostic ; c'est aussi de la même manière que j'ai cru pouvoir rapporter à une cause précise la mort de quelques femmes dont l'autopsie n'a pas été faite.

Mais j'ai fait voir en même temps que, dans le plus grand nombre des cas, les symptômes avaient été si fugitifs, ou si complexes, que le diagnostic de la maladie n'avait pu être porté et que la mort fût restée inexpliquée sans l'autopsie. Le plus souvent, en effet, celle-ci a révélé des lésions multiples, qui étaient chacune en particulier trop peu importantes pour qu'on leur accordât une grande valeur, et dont la réunion seule faisait le danger, par suite du retentissement énergique qu'elles exerçaient alors sur toute l'économie. Dans ces cas, les plus nombreux sans contredit, c'est en dernière analyse à l'ébranlement nerveux que j'ai presque toujours dû rapporter la mort, de quelque manière qu'elle ait eu lieu. La lésion matérielle de l'organe a déterminé sa lésion dynamique, ou, en d'autres termes, celle de son innervation, et cette dernière, à son tour, est devenue la cause de la mort en paralysant la fonction.

Dans les observations qui vont suivre, les recherches anatomiques les plus scrupuleuses ne mettront en évidence aucune lésion d'organes, et cependant les phénomènes qui accompagneront la mort seront exactement les mêmes que dans les observations qui précèdent ; quelquefois même la catastrophe sera plus soudaine encore, ce qui indique de toute nécessité une lésion plus grave ou plus étendue. A cela près, la mort sera tantôt syncopale, tantôt apoplectique; tantôt elle aura lieu par asphyxie, tantôt au milieu d'une convulsion; tantôt, enfin, toutes ces formes se combineront, comme pour dérouter mieux les investigations de la science ; et, je le répète, l'examen le plus scrupuleux du cadavre ne dira rien ; tous les organes seront sains, ou s'il existe quelques lésions elles seront si minimes, qu'on ne pourra véritablement pas en tenir compte. Cependant, il n'y a point d'effets sans causes ; il faut donc dans tous ces cas de mort subite, admettre qu'il a existé une lésion fonctionnelle profonde, en dehors de toute altération matérielle.

On comprend aisément qu'une modification organique importante amène un grand trouble dans le jeu régulier de l'organe qui en est le siége ; si le cœur vient à se rompre, s'il reçoit une quantité trop grande ou trop faible de sang, si ce liquide est altéré dans sa composition, s'il éprouve un obstacle pour arriver au cœur ou pour en sortir, etc., il y a là autant de causes inévitables de syncope. Si c'est le poumon qui est l'organe malade, s'il cesse d'être perméable à l'air, quelle qu'en soit d'ailleurs la raison, s'il reçoit trop ou trop peu de sang, si ce sang altéré lui-même n'est plus apte à s'artérialiser, etc., il y a là autant de causes inévitables d'asphyxie. Enfin, si un raptus sanguin considérable se fait au cerveau, il y aura apoplexie, tandis que si ce liquide fait défaut dans l'organe, ou s'il lui arrive appauvri et sans avoir les qualités requises pour l'exciter normalement, il y aura tantôt des convulsions, tantôt un anéantissement, tantôt une surexcitation des fonctions cérébrales, etc. Dans tous ces cas, la lésion de fonction s'explique par la lésion de l'organe. On comprend aussi, pour peu qu'on tienne compte de la solidarité qui unit les fonctions vitales, que la lésion même légère de l'une d'elles, détermine parfois une lésion plus considérable dans une ou dans plusieurs autres fonctions. C'est ainsi qu'une syncope incomplète, une simple défaillance, si elle se prolonge, donnera lieu à des phénomènes d'asphyxie et à des convulsions, car le sang fera défaut au poumon et au cerveau. De même, une congestion pulmonaire s'accompagnera souvent d'hébétude, soit qu'il y ait, en même temps, raptus sanguin vers la tête, ou que les phénomènes apoplectiformes soient le résultat de l'abord au cerveau d'un sang mal oxygéné. L'apoplexie cérébrale et la surexcitation de l'encéphale produiront, à leur tour, tantôt des symptômes d'asphyxie et de syncope, tantôt des mouvements tumultueux et désordonnés du cœur, etc. Dans tous ces cas, la guérison aura lieu si la cause perturbatrice est légère et la réaction générale peu vive, autrement la terminaison habituelle sera la mort, et celle-ci sera d'autant plus prompte qu'une fonction plus importante aura été lésée, ou qu'un plus grand nombre d'entre elles se trouveront intéressées à la fois.

Les observations qui précèdent sont autant d'exemples de ce genre. Dans presque toutes, en effet, il existait des lésions anatomiques multiples, et lors même que ces lésions ne paraissaient pas très sérieuses, leur siége rendait suffisamment compte de la gravité des accidents qu'elles avaient entraînés. Mais s'il est assez facile de s'expliquer comment une fonction vitale peut être très sérieusement compromise par une lésion matérielle, alors même qu'elle paraît légère, on comprend moins bien comment une lésion fonctionnelle peut exister en dehors de toute lésion d'organe. J'ai déjà cherché à établir ce point important dans le premier chapitre de ce travail, et je dois ici compléter ma pensée, avant que de poursuivre cette étude.

Il y a quelques années, on eût à peine osé s'avouer vitaliste ; aujourd'hui, Dieu merci ! le médecin peut sans soulever un orage contre lui, dire que le système nerveux est l'organe, l'intermédiaire au moyen duquel l'âme établit ses rapports avec le corps et réciproquement. L'énigme est là. En tant qu'organes matériels, les nerfs sont susceptibles de lésions d'autant plus nombreuses, graves et variées, que ces organes sont eux-mêmes plus abondamment répandus dans nos tissus, chargés de fonctions plus importantes et formés d'une texture plus délicate. A chacune de ces lésions correspond de toute nécessité un trouble dans l'exercice de la fonction nerveuse, soit que comme conducteurs de la sensibilité générale ou spéciale, les nerfs altérés ne soient plus aptes à transmettre des sensations exactes, soit que, comme conducteurs et distributeurs de la volition , ils ne se trouvent plus propres à répondre convenablement aux ordres de l'âme. Dans l'un et l'autre cas, il peut y avoir lésion matérielle des organes de l'innervation. L'âme reste apte à recevoir les impressions, à les coordonner, à diriger les fonctions de l'organisme; ce sont les organes dont elle se sert à cet effet, qui, par suite d'une modification plus ou moins importante produite en eux et en dehors d'elle, ont cessé de répondre à son appel ou de transmettre son impulsion. Alors, si la lésion occupe seulement quelques points du système nerveux, l'innervation tout entière ne sera pas troublée, et, le plus souvent, la vie sera compatible avec cet état. Si, au contraire, la lésion porte sur les points les plus importants du système, ou si elle s'étend sur sa plus grande partie ou même sur sa totalité, la perturbation pourra être assez vive pour que la vie cesse d'être compatible avec un tel état, et la mort sera d'autant plus prompte, que la lésion sera elle-même plus considérable, plus étendue, ou qu'elle aura son siége sur un point plus important du système. On voit qu'il y a, dans ces cas, une sorte d'obstacle mécanique qui interrompt forcément les rapports de l'âme avec le corps.

Mais l'âme peut, comme puissance active, solliciter le système nerveux d'une manière anormale, et donner ainsi lieu à des lésions qui sont purement fonctionnelles ou dynamiques. Celles-ci ont, il est vrai, leur point de départ dans une sensation venue du dehors, mais elles

n'en sont pas moins le résultat d'une modification directe de l'âme.
Ainsi, une personne est frappée de terreur, un malheur imprévu lui arrive, un chagrin poignant l'accable, elle éprouve une joie vive et inattendue, etc. Ici, il n'y a pas eu d'autre modification organique à proprement parler, que celle qui résulte d'une impression sensuelle normale.
Les sens ont exactement transmis à l'âme ce qu'ils ont vu, touché,
entendu, etc., et les facultés de l'âme sont alors entrées en action. Sans
doute, c'est par les nerfs des sens que le moi a été affecté, puisque
nous ne pouvons avoir connaissance du monde extérieur que par l'intermédiaire des sens, mais la perturbation ne vient pas des sens qui ont régulièrement fonctionné. L'âme s'est emparée de la notion qu'ils lui
ont transmise, et, par un travail de conscience, elle a transformé cette
notion en un sentiment d'autant plus profond qu'elle s'est elle-même
impressionnée davantage. Quelquefois ce travail est instantané, d'autres
fois il s'opère avec plus de lenteur, et ce n'est qu'à la réflexion que nous
acquérons la connaissance de toute l'étendue de notre misère ou de
notre joie ; souvent même nous nous exagérons ces sentiments. Dans
l'un et l'autre cas, l'impression morale retentit sur nos organes. Ainsi
c'est un fait vulgaire, que les douleurs sympathiques qui s'éveillent
dans ces circonstances ; et indépendamment de l'ébranlement nerveux
général qui se produit, on sait qu'une émotion vive détermine souvent
un grand mal de tête, que les affections tristes ou oppressées s'accompagnent d'une douleur épigastrique, tandis que les sensations gaies ou
expansives donnent lieu à une sensation de bien-être dans la poitrine, etc.

Ce n'est pas tout : une lésion dynamique peut se produire encore
d'une autre manière. Dès qu'un acte important se prépare ou s'élabore
dans l'économie, le système nerveux en est toujours fortement affecté.
Toutes ces sensations, celles du moins qui se rapportent à cet acte, arrivent à l'âme, nettes et précises ; celle-ci en est vivement impressionnée,
et soit que l'âme, en tant qu'intelligence, agisse alors avec conscience et
discernement, soit que en tant que principe vital, elle agisse instinctive-
ment et sans conscience, soit enfin, ce qui a le plus ordinairement lieu,
que ses facultés intellectuelles et instinctives soient simultanément
mises en émoi, toujours est-il qu'elle entre dans une grande activité,
et que cette activité réagit fortement sur le système nerveux. De là, des

troubles variés dans l'exercice régulier des fonctions, mais qui ne sauraient presque jamais avoir aucune expression anatomique. La surexcitation intellectuelle se traduit par des hallucinations, des inquiétudes vagues, des pressentiments, etc. La surexcitation instinctive, produit des anomalies dans le rhythme des fonctions vitales et il peut être assez profondément troublé, et d'une manière assez soudaine, pour que la mort subite ait lieu. Maintenant quel acte est plus important que celui de la reproduction, de la grossesse, de l'accouchement, Et dès lors, quel acte est de nature à susciter, chez la femme, de plus vives irritations sympathiques, à ébranler plus fortement a susceptibilité nerveuse tout entière, à déterminer dans tout son être, des impressions plus profondes et plus durables ?

Dans ces diverses circonstances, il n'est survenu aucune lésion matérielle dans le système nerveux; mais, par suite de l'état affectif de l'âme sous l'impression qui lui a été transmise, celle-ci peut être devenue inhabile à exercer sa direction générale, et l'on conçoit que l'absence ou l'anomalie trop grande de cette direction soit l'équivalent de la perte de l'être vivant. Mais que s'est-il passé ? Ce n'est pas répondre que de dire que la modification nerveuse a été si profonde qu'elle a pu aller jusqu'à l'extinction de la vie, car on ne saurait dire en quoi consiste cette modification. Est-il survenu un changement moléculaire inappréciable dans la composition des nerfs, sorte d'isomorphisme animal qui a changé l'agencement de leurs éléments, et en vertu duquel ils sont devenus impropres à remplir leurs fonctions, ce qui ne serait, il est vrai, qu'une nouvelle forme de lésion matérielle ; ou bien, l'âme opprimée sous le poids d'une émotion puissante, a-t-elle cessé de fonctionner sans qu'aucun changement ait eu lieu dans les organes qu'elle met directement en jeu. Nul ne peut le dire ; mais je pencherais plus volontiers vers la seconde explication. Toujours est-il que l'on comprend que la mort puisse être alors foudroyante, sans qu'elle puisse être précisément rapportée ni à la syncope, ni à l'asphyxie, ni à l'apoplexie, puisque tout cela existe à la fois par suite de la suspension immédiate de l'innervation.

La sidération nerveuse doit donc être une cause assez fréquente de mort subite, et elle peut être le résultat tantôt d'une affection organique facile à apprécier, tantôt d'une affection de même nature, mais que nos moyens d'investigation ne nous permettent pas de reconnaître, parce qu'ils sont trop imparfaits, de sorte que nous ne pouvons que la soupçonner ; tantôt enfin elle est le résultat d'une lésion purement fonctionnelle, et l'on voit tout de suite combien il doit être difficile d'établir le diagnostic différentiel de ces deux dernières formes. Ajoutons encore qu'une lésion fonctionnelle dépend tantôt d'une cause extérieure, objective et tantôt d'une cause interne et subjective.

Ces diverses circonstances se rencontrent presque toujours développées à un degré assez élevé chez la femme grosse, et surtout chez celle qui vient d'accoucher. Elles constituent dans leur ensemble ce qu'on a appelé, avec raison, un état nerveux particulier aux femmes enceintes. Dans les cas les plus ordinaires, cet état se traduit par une impressionabilité plus grande, par des bizarreries d'esprit ou de caractère, par une sensibilité morale plus exquise, etc. Cet état nerveux, alors même qu'il ne sort pas des limites normales, n'est pas toujours sans exercer une certaine influence sur le développement régulier de la grossesse, sur l'heureuse issue de la délivrance ou sur la promptitude du rétablissement de la femme. Mais cette influence devient très manifeste dans les cas rarés, il est vrai, où l'état nerveux atteint son maximum d'intensité. Les indispositions normales de la grossesse peuvent alors devenir des maladies fort sérieuses. C'est ainsi, par exemple, que les vomissements deviennent incoercibles, et mettent gravement en danger les jours de la femme ; que ceux-ci se prolongent pendant toute la durée de la gestation au lieu de n'être qu'un épiphénomène du début. C'est encore à la même cause qu'il faut attribuer les lipothymies fréquentes et souvent sérieuses, auxquelles sont sujettes quelques femmes enceintes ; les vertiges, les étourdissements qu'éprouvent quelques autres, bien qu'il n'y ait chez elles aucun signe de pléthore sanguine ou séreuse ; les palpitations dites nerveuses, cette toux petite et aiguë, qui parfois en impose pour une affection tuberculeuse du poumon, etc. Dans un autre ordre, je dois signaler ces changements, plus ou moins appréciables, qu'éprouve le caractère des femmes grosses : plusieurs sont moroses et chagrines, très susceptibles, promptes à se tourmenter, etc. ; d'autres prennent en aversion les objets habituels de leur affection. Chez quelques-unes l'aberration des facultés intellectuelles ou morales est poussée à son comble. Je connais une dame qui devient tout à fait folle de deux grossesses l'une. Un assez grand nombre de femmes ont des pressentiments sinistres sur l'issue de leur grossesse, et s'il est vrai que le plus souvent ces pressentiments ne doivent pas être pris au sérieux, il n'est pourtant pas très rare de les voir se réaliser. Tous ces phénomènes qui débutent avec la grossesse, qui finissent avec elle, ne peuvent, bien évidemment, dépendre que d'un état nerveux lié à la puerpéralité, et l'absence fréquente de toute lésion organique chez les femmes qui présentent ces phénomènes, indique assez qu'il ne faut voir en eux qu'une lésion fonctionnelle due à la réaction générale qui s'opère alors, et qui porte d'une manière plus directe tantôt sur le système nerveux ganglionnaire, tantôt sur le système nerveux cérébro-spinal. Je viens de dire qu'une semblable perturbation pouvait être une cause de mort subite ; il me reste à établir, par des exemples, que ce genre de mort a été observé plusieurs fois chez la femme grosse ou récemment accouchée.

Trois maladies ; l'apoplexie simple ou nerveuse, la syncope et l'asphyxie idiopathique des Anglais, peuvent produire la mort subite sans lésions pathologiques appréciables. Ces trois maladies répondent, comme leur nom l'indique, aux trois affections de même nom qui ont une origine organique. Ce sont toujours le cerveau, le cœur ou le poumon qui cessent soudainement leurs fonctions, et l'on conçoit dès lors que les symptômes de ces maladies sont exactement les mêmes que si leur origine était organique. Un autre point de similitude, c'est que ces trois maladies, lorsqu'elles sont idiopathiques, peuvent se combiner aussi bien que lorsqu'elles sont organiques, ce qui fait qu'il devient à peu près impossible de reconnaître le mode de la mort, même après l'autopsie, puisque celle-ci est toujours muette. Les cas simples sont fort rares, les cas composés sont plus nombreux de beaucoup. Les mêmes causes peuvent, suivant les circonstances, donner lieu à l'une ou à l'autre de ces affections. L'apoplexie nerveuse est la plus facile à reconnaître ; généralement admise aujourd'hui, cette affection a été assez bien décrite. La syncope nerveuse et l'asphyxie de même nom sont au contraire deux maladies dont les symptômes se confondent tellement, qu'à part quelques cas exceptionnels, il est impossible de les distinguer l'une de l'autre. Elles offrent aussi cela de particulier que d'ordinaire elles déterminent très soudainement la mort, car le jeu du cœur ou du poumon s'arrête nécessairement dès que l'incitation nerveuse fait défaut à ces organes.

§ I. — Apoplexie simple ou nerveuse.

Je ne connais pas dans l'état puerpéral d'exemple de mort subite bien authentique dû à cette cause. Mais il existe plusieurs cas d'apoplexie nerveuse bien observés chez les femmes en couches, et dans ceux-ci les malades n'ont dû leur salut qu'à l'habileté du médecin qui a su reconnaître la maladie et lui appliquer, dès le début, le traitement convenable. C'est-à-dire que quelque prompte qu'eût été la mort, si l'art ne fût intervenu, elle n'aurait été précisément subite dans aucun de ces cas. Mais on doit aussi inférer du danger imminent dans lequel se sont trouvées ces malades, que plusieurs femmes ont, en pareilles circonstances, succombé à une apoplexie nerveuse sans qu'on ait reconnu leur maladie, ou trop soudainement pour qu'on ait eu le temps de les secourir.

Obs. XXVIII. — *Apoplexie nerveuse spasmodique ; guérison.* — J. Frank (1) rapporte, sous le titre d'apoplexie spasmodique, qu'il fut appelé près d'une dame de Vilna, âgée de quarante ans, qui après une stérilité de plus de vingt ans accouchait pour la seconde fois. Bien que l'accouchement parut devoir être naturel, il se manifesta des convulsions terribles, suivies d'un tat apoplectique. L'accoucheur fit aussitôt pratiquer une saignée ; mais ce fut inutile, les convulsions revinrent. Frank arriva sur ces entrefaites, et l'on tira avec le forceps l'enfant qui était asphyxié. L'accouchée passa du sommeil au délire, et la léthargie remplaça celui-ci de nouveau au bout d'une demi-heure. La face était hippocratique, la respiration lente, sonore, les extrémités supérieures d'un froid glacial, retombant par leur propre poids lorsqu'on les soulevait ; le pouls fréquent, misérable, irrégulier. On administre des lavements d'asa fœtida, on fait prendre cette même gomme-résine sous forme d'émulsion ; on applique aux jambes des épispastiques irritants, et par ce traitement la malade, au grand étonnement des assistants, fut ramenée en vingt-quatre heures des portes de la mort. »

Dans cette observation, nous voyons les convulsions résister à une saignée, ce qui n'est pas rare, et un état apoplectique bien manifeste succéder aux convulsions, ce qui est assez commun. Après la délivrance, l'accouchée passe du sommeil au délire et du délire à la léthargie, ce qui indique assez la persistance de l'état apoplectique. La mort était imminente, et cependant que faire en une telle occurrence?

(1) *Pathologie interne*, tome III, page 27.

Bien des médecins peut-être eussent cru à une hémorrhagie cérébrale et eussent été tentés de renouveler la saignée. Ce moyen eût infailliblement tué la malade. Frank au contraire la sauva par une médication stimulante et révulsive. Cette femme est en vingt-quatre heures mise hors de danger. Il est clair qu'il n'y avait ni épanchement sanguin, ni épanchement séreux au cerveau ; l'un et l'autre ne se fût pas résorbé en vingt-quatre heures, sans émissions sanguines, sans l'emploi des purgatifs, et les accidents comateux eussent persisté bien plus longtemps sous l'influence d'une médication simplement antispasmodique.

Les exemples de léthargie dans lesquels les femmes jugées mortes revinrent à la vie, après un temps plus ou moins considérable, et parfois en l'absence de toute médication, pourraient bien n'être que des cas analogues à celui-ci. J'en dirai autant des cas plus rares où une femme en couches meurt dans un seul accès de convulsions.

Parmi les faits de ce genre enregistrés par la science, j'en rappellerai deux seulement ; celui de Ph. Peu qui croyant pratiquer l'opération césarienne sur une femme morte, reconnut son erreur dès qu'il eut commencé, au grincement des dents et au mouvement des lèvres de la patiente. Puis celui de M. Puigandeau (de Douai) (1), le plus extraordinaire peut-être de ceux qui sont connus. Appelé très matin près d'une femme qu'on croyait morte dans les convulsions, il extrait par la version un enfant qu'il ramène à la vie ; deux fois dans la journée il fait lever l'appareil funèbre dont on avait recouvert la mère, et recommande de ne l'ensevelir que quand la rigidité sera complète. Enfin, on vint lui dire le soir que cette femme était ressuscitée. Son enfant et elle vécurent.

Obs. XXIX. — *Apoplexie nerveuse, mort imminente ; guérison.* — « Le docteur Ch. Poëlman (de Gand), a publié une observation très curieuse d'apoplexie nerveuse chez une femme, âgée de trente-deux ans, d'un tempérament lymphatique, et accouchée depuis quatorze jours de son sixième enfant. Cette dame se sentit subitement indisposée, et sans aucun signe avant-coureur survinrent tous les symptômes d'une apoplexie : paralysie du côté droit, déviation de la face et de la langue, parole impossible, déglutition gênée, regard hébété, face pâle, *absence complète du pouls dans tout le côté paralysé*, pouls faible, légèrement accéléré, et régulier dans l'autre côté. Un léger écart de régime commis la veille par la malade paraissait être la seule cause de l'accident. Du reste, l'accouchement avait été naturel, les lochies coulaient encore, et comme

(1) *Journal des savants*, 1748.

cette dame ne pouvait nourrir ses enfants, à cause de sa complexion délicate, la sécrétion lactée était déjà tarie. Toutes ces circonstances réunies, jointes à l'absence et à la faiblesse du pouls, ainsi qu'à la pâleur de la face, firent que M. Poëlman éloigna l'idée d'une compression mécanique du cerveau, et se crut en présence d'une de ces névroses de l'encéphale, dont l'existence était encore alors révoquée en doute par un grand nombre de médecins distingués. M. Poëlman s'abstint en conséquence de saigner; et prescrivit une potion éthérée et des sinapismes. Au bout d'une demi-heure, l'hémiplégie disparut insensiblement; la malade sortit comme d'un profond sommeil, se rappela d'une manière confuse ce qui s'était passé, ne se plaignit ni de douleur ni de perte de sensibilité ; mais bientôt succédèrent à l'hémiplégie des mouvements automatiques et convulsifs d'une grande énergie dans toute la partie droite du corps. Ce changement soudain lui parut de nature à confirmer son premier diagnostic, et le docteur Biariau, accoucheur de la malade, fut de son avis. De sorte qu'on se borna ce jour à la liqueur d'Hoffmann et à la diète. Les mouvements convulsifs diminuèrent; la nuit fut calme, il y eut une transpiration abondante, et le lendemain la malade fut trouvée par ses médecins dans un état satisfaisant; Toutefois son pouls était resté faible et accéléré ; elle éprouvait un grand sentiment de faiblesse et de vide dans la tête; la langue était chargée; il y avait inappétence et absence de selles. Pour éviter le retour des accidents attribués à un écart de régime, et pour débarrasser le tube intestinal, il fut prescrit une infusion laxative. Les mouvements convulsifs revinrent, mais furent moins généraux, et eurent moins de durée et moins de violence ; la langue se nettoya insensiblement, le pouls perdit de sa fréquence, et le sixième jour on constata, pour la première fois, une légère pulsation à l'artère radiale droite. Bientôt toutes les fonctions se rétablirent, et peu de jours après la malade n'éprouva plus qu'un sentiment de faiblesse. Le pouls revint dans toute la partie droite, mais quelques mois après il était encore moins développé que dans la partie gauche (1).

J'ai donné un extrait assez étendu de cette observation à cause de l'importance qu'elle me paraît avoir, bien qu'il n'y ait pas eu mort et à plus forte raison mort subite.

Les réflexions doivent ici porter sur trois points. Cette maladie fut-elle bien une apoplexie nerveuse, le danger de mort subite fut-il imminent, et l'état puerpéral fut-il la cause des accidents? La première question n'eût pas été sans difficulté il y a quelques années, alors qu'on niait l'existence de l'apoplexie nerveuse et même des maladies purement nerveuses en général. Aujourd'hui, cette question me paraît plus simple. Il s'agit, en effet, d'examiner si la malade a offert les signes pathognomoniques de l'apoplexie, à savoir la paralysie et le coma ; ces deux symptômes qui sont, d'après M. Rochoux, le *criterium* de toute apoplexie sanguine ou par compression, ont été évidents et se sont même manifestés à un haut degré : donc il y a eu apoplexie. Ensuite la pâleur de la face, la faiblesse de la constitution de cette dame, la dis-

____

(1) *Abeille médicale*, 1846.

parition soudaine de l'hémiplégie pour faire place à des accidents convulsifs, le retour de celle-ci, etc., indiquaient assez à un esprit observateur qu'il n'y avait là ni hémorrhagie cérébrale, ni compression mécanique des centres nerveux. Dès lors, l'apoplexie ne pouvait s'expliquer que par une sorte d'attrition des forces nerveuses : donc elle était nerveuse. Le traitement employé viendrait, au besoin, confirmer ce diagnostic. La malade ne fut pas saignée, elle ne prit que le lendemain un léger purgatif et les médecins s'occupèrent exclusivement de stimuler les forces nerveuses. Une telle médication tuerait infailliblement une malade qui aurait une apoplexie sanguine, elle a cependant sauvé celle-ci.

La seconde question ne mérite pas une longue discussion, il suffit de lire l'observation pour se convaincre de ce que les accidents ont eu de soudain et d'imprévu, et pour se convaincre que la malade n'avait plus que quelques instants à vivre, lorsqu'une intervention habile vint l'arracher à la mort. Le danger dans lequel fut cette dame est évident.

La troisième question est à la fois la plus importante et la plus délicate. L'accouchement datait déjà de 15 jours, il avait été exempt d'accidents, et jusqu'alors les suites de couches n'avaient offert aucune complication. Cependant on ne peut contester que cette femme ne fût encore sous l'influence puerpérale, sa constitution nerveuse et délicate devait d'ailleurs prolonger chez elle la durée de cette influence. Ce premier point étant admis, il ne s'agit plus que d'examiner si dans quelques-unes des modifications physiologiques auxquelles donne lieu l'état puerpéral, ou si, dans leur ensemble, il se trouve quelques circonstances de nature à déterminer une apoplexie nerveuse. J'ai trop souvent insisté, dans le cours de ce mémoire, sur la nature des accidents puerpéraux, pour qu'il soit utile d'y revenir ici, qu'il me suffise de rappeler que l'expression la plus habituelle et la plus générale de l'état puerpéral est l'asthénie, de sorte que toutes les affections asthéniques de la femme en couches peuvent, à bon droit, être considérées comme liées de près ou de loin à la puerpéralité. Or, l'apoplexie nerveuse est une maladie essentiellement asthénique ; elle ne s'observe guère que chez les sujets lymphatiques, ou dont le tempérament se trouve affaibli par les maladies ou par l'âge. Cette apoplexie est surtout fréquente chez les vieillards, et souvent alors elle en a imposé pour une syncope ou pour une hémorrhagie cérébrale. Dans le premier cas, la confusion du diagnostic n'a pas eu de grands inconvénients ; dans le second, elle a coûté la vie au malade, car suivant la remarque de Celse, « dans une apoplexie la saignée tue ou sauve. » Du reste, tous les accoucheurs admettent que la paralysie peut être le résultat de l'accouchement, et j'ai vu moi-même une jeune femme qui avait beaucoup souffert de la misère pendant sa grossesse et qui était accouchée fort heureusement, rester hémiplégique pendant plus de six mois. Seulement, chez elle, l'hémiplégie vint graduellement ; trois jours après sa délivrance, elle accusa un sentiment de faiblesse dans le bras droit et dans la jambe du même côté ; cette faiblesse augmenta, et bientôt elle ne put presque plus les remuer l'un et l'autre. La paralysie ne fut, du reste, jamais complète. Cette femme resta près de trois mois à l'hôpital et sortit, conservant encore un grand sentiment de faiblesse dans le côté droit. Ce fait que je rapporte de mémoire et qui dans le temps ne fixa pas assez mon attention, me paraît analogue au précédent. Or, ni moi, ni le médecin dans le service duquel j'évacuai mon accouchée, n'avons considéré sa maladie comme étrangère à l'état puerpéral. Ce n'est pas à dire toutefois qu'il ne faille tenir compte de l'écart de régime que fit la malade de M. Poëlman ; cet écart de régime fut, j'en conviens, la cause directe des accidents, mais cette cause légère en elle-même, eût été insuffisante, si cette femme ne se fût trouvée très prédisposée à subir son influence par suite de son accouchement récent. Si, du reste, l'influence puerpérale ne paraissait pas assez nettement acquise dans ce fait, en voici d'autres semblables, leur réunion ne saurait laisser de doutes à cet égard.

Obs. XXX. — *Apoplexie nerveuse traitée par la saignée ; mort.* — « En 1845, M. Dax fut appelé près d'une dame accouchée, depuis une vingtaine de jours, de deux jumeaux, l'un était mort, elle nourrissait l'autre. Cette dame, d'une santé habituelle très délicate, était très nerveuse, faible ; elle avait eu une grossesse pénible ; de plus, elle avait perdu beaucoup de sang lors de son accouchement, et les lochies étaient encore assez abondantes et rouges. Elle avait eu déjà des espèces d'attaques, dans lesquelles elle ne pouvait ni parler ni mouvoir son bras et sa jambe du côté droit. Ces attaques, au nombre de deux ou trois, n'avaient rien eu de régulier dans leur intermittence. M. Dax, en présence de l'une d'elles, trouva la face pâle, le pouls faible et diagnostiqua une apoplexie nerveuse par anémie. En conséquence il conseilla la position horizontale, le repos, une nourriture d'une digestion facile et réparatrice, et quelques infusions théiformes. Le lendemain il y eut une autre attaque ; en l'absence de M. Dax, on appela un autre médecin, qui, trompé par certaines apparences, crut à une apoplexie sanguine et ouvrit la veine. Celui-ci était à peine sorti que la malade ne vivait plus. »

Obs. XXXI. — *Apoplexie nerveuse; guérison.* — « En 1849, M. Dax fut encore appelé près d'une jeune femme qui venait d'accoucher, et chez laquelle il y avait une rétention du délivre ; mais le placenta venant d'être extrait par la sage-femme lorsqu'il arriva, il n'eut à s'occuper que des soins consécutifs. A partir du cinquième jour, cette femme se plaignit de céphalalgie, d'engourdissement et de faiblesse du côté gauche. Ces divers accidents persistèrent à un degré assez élevé durant quelques jours, puis disparurent insensiblement sous l'influence d'un bon régime, du sirop de quinquina et de quelques tasses d'infusion d'arnica. Cette femme était aussi d'une constitution nerveuse, et elle avait éprouvé une assez forte perte de sang lors de l'expulsion du délivre ; la face était restée pâle et le pouls fréquent (1). »

Dans ces deux observations, il n'y eut pas imminence de mort subite, non plus que dans celle que j'ai rapportée et qui m'est personnelle ; dans la seconde, il n'y eut même ni apoplexie confirmée, ni danger de mort, mais tous ces faits sont cependant de même nature, et la brusque terminaison de la maladie, dans la première observation de M. Dax, prouve assez le danger que peut avoir, en pareil cas, une erreur de diagnostic. Il est, en effet, plus que probable que sa malade eût guéri si elle n'eût pas été saignée, car les symptômes qu'elle présentait étaient bien moins alarmants que ceux de la malade de M. Poëlman.

La vie fut aussi, bien autrement, en danger dans l'observation suivante, publiée par M. Artaud (2) :

Obs. XXXII. — *Apoplexie nerveuse, mort imminente; guérison.* — « Une femme accouchée fort naturellement quinze jours avant, se trouva, sans cause connue, paralysée du côté droit le cinquième jour de sa couche. Les accidents prirent une telle intensité que la malade qui avait la face déviée à gauche, ne pouvait plus parler, voir ni entendre. La respiration se faisait assez bien, le pouls était mou, petit, presque formicant et cependant régulier. La déglutition se faisait bien également et il ne paraissait pas y avoir de complications viscérales, de sorte qu'il sembla à M. Artaud que ce qui dominait dans cette maladie si grave, c'était une lésion profonde des forces. Il apprit alors que cette femme se plaignait souvent de l'estomac, de la tête, des reins, d'une boule qui lui montait au cou, etc. A ces divers symptômes et à l'invasion brusque du mal, il crut reconnaître l'affection hystérique, et plein de cette idée, il prescrivit une médication de nature à relever les forces de la malade : des bouillons, du vin chalybé, des infusions aromatiques en boisson et en lavements, des frictions excitantes sur le ventre et sur la colonne vertébrale, etc. Sous l'influence de ces moyens, la malade se trouva mieux dès le second jour, elle se leva le cinquième, et fut guérie en moins de vingt jours. »

Ces exemples suffisent pour mettre hors de doute la fréquence et la

(1) *Abeille médicale,* 1849.
(2) *Revue thérapeutique du Midi,* 1850.

gravité de l'apoplexie simple chez les femmes accouchées depuis peu; ils suffisent aussi pour démontrer que l'état puerpéral est très favorable au développement de cette maladie, dont les causes les plus habituelles sont un état de débilité générale, et un léger trouble survenu dans les fonctions digestives. Mais j'ai dit ailleurs que l'état puerpéral prédisposait aussi les femmes aux apoplexies par compression, sanguines ou séreuses. Ainsi, voilà des maladies distinctes, dont l'expression symptomatique est à peu près la même, il est vrai, mais dont la nature est essentiellement différente et que, pourtant, je crois devoir rapporter à une cause unique, l'état puerpéral. Il y a là une sorte de paradoxe qu'il est bon d'expliquer.

Lorsque le cerveau est le siége d'un épanchement de sang ou de sérosité, il y a compression de l'organe, mais il n'y a pas toujours apoplexie ; il paraît même, d'après les expériences de quelques physiologistes, qu'il faut au cerveau un certain degré de compression pour l'exercice régulier de ses fonctions, et bon nombre de faits pathologiques semblent prouver que des épanchements assez considérables ont pu exister autour de cet organe, ou dans ses ventricules, sans qu'ils aient déterminé des troubles notables. L'apoplexie, c'est-à-dire cette maladie dont les caractères essentiels sont la paralysie et le coma, peut, au contraire, exister sans qu'il y ait d'épanchement cérébral, ni de compression, ce qui n'empêche pas qu'elle soit, le plus souvent, due à ces deux accidents. D'après cela, j'estime que lorsqu'il se fait une congestion sanguine ou séreuse même, de médiocre intensité, chez une femme grosse ou accouchée depuis peu, cette femme est, toutes choses égales d'ailleurs, plutôt frappée d'apoplexie qu'une autre, parce qu'il existe chez elle une prédisposition spéciale à cette affection, et qui est inhérente à l'état dans lequel elle se trouve. En parlant de la mort subite par affection organique du cerveau, j'ai fait voir que la grossesse, l'accouchement et ses suites, étaient des circonstances favorables à l'hémorrhagie cérébrale et aux épanchements séreux de l'encéphale; je ne crois pas utile d'ajouter rien de plus sur ce sujet.

L'apoplexie simple des femmes en couches, ne paraît guère devoir devenir promptement mortelle que par suite d'une erreur de diagnostic et d'une médication intempestive. Dans tous les cas, en effet, où cette maladie a été reconnue et bien traitée, la mort n'a point eu lieu, elle n'a été qu'imminente; dans le cas, au contraire, où il y a eu erreur de diagnostic et traitement inopportun, la mort a été presque soudaine.

L'apoplexie nerveuse peut être chez la femme qui est sous l'influence puerpérale, comme chez toute autre personne, confondue avec l'apoplexie sanguine ou séreuse ; cependant, on la reconnaîtra assez facilement si l'on tient compte des antécédents de la malade, qui presque toujours aura été d'une constitution lymphatique, délicate et nerveuse, sujette aux spasmes, aux vapeurs, etc., circonstances qui ne sont rien moins que favorables à la production d'une apoplexie sanguine ou séreuse, ces deux formes s'alliant plutôt avec un état pléthorique. L'état actuel donnera aussi des renseignements précieux : la face ne sera pas congestionnée, le pouls ne sera pas plein, le plus souvent la femme sera déjà accouchée depuis plusieurs jours ; elle sera anémique, soit qu'elle ait perdu beaucoup de sang pendant sa couche, soit qu'elle ait été soumise à une diète longtemps prolongée, soit pour tout autre motif. Le plus souvent encore, un léger écart de régime sera la cause déterminante de l'accident. Enfin, la paralysie et le coma n'ont pas, dans l'apoplexie nerveuse, la même fixité que dans l'apoplexie par compression. Ces deux symptômes peuvent disparaître en totalité ou en partie, être remplacés par des convulsions, se manifester de nouveau, etc. Toutes ces circonstances bien appréciées ne permettront guère à un accoucheur attentif de se méprendre sur la nature de l'affection qu'il aura à traiter, il ne croira du moins pas à une apoplexie par compression.

Mais il peut être plus difficile de distinguer l'apoplexie nerveuse de l'asphyxie idiopatique et de la syncope nerveuse. Il y a, entre ces trois affections, de nombreux points de contact, elles peuvent se combiner, se confondre même, et leur diagnostic devenir tout à fait impossible. Heureusement qu'une erreur n'a rien de bien grave alors, car le traitement de ces trois affections ne diffère pas sensiblement. L'histoire des deux dernières, présenté aussi plus de difficultés que celle de l'apoplexie nerveuse, et c'est pour cela que j'ai cru devoir parler de celle-ci en premier lieu. Ce qui me reste à en dire est commun aux deux autres, et sera complété par leur étude.

§ II. — Asphyxie idiopathique et syncope nerveuse.

Je réunis la description de ces deux affections, parce que, comme je l'ai déjà dit, il ne m'a pas semblé possible d'établir entre elles deux, un diagnostic rigoureux. C'est à l'une ou l'autre d'elles qu'il faut, le plus, souvent, rapporter « ces attaques qui tuent subitement, sans cause appréciable, dont il est difficile de connaître la nature, et que le vulgaire regarde comme des apoplexies cérébrales, d'où l'usage banal de saigner, ce qui, le plus souvent, tuerait le malade, s'il n'était déjà mort (1). » On voit tout de suite que les cas de cette espèce ne sont pas très rares, mais comme on peut révoquer en doute l'exactitude du diagnostic dans tous ceux où l'autopsie n'a pas eu lieu, il s'ensuit, que la science ne possède, en réalité, qu'un petit nombre d'exemples complets qui puissent servir à tracer l'histoire de ces sortes de morts subites. M. Chevalier (2) a proposé de rapporter ces morts subites à une affection unique, qu'il désigne sous le nom d'asphyxie idiopathique. Cette expression, acceptée d'abord par la plupart des auteurs anglais, est aujourd'hui généralement admise, sans avoir jamais été définie d'une manière précise. Il est certain qu'on ne devrait appeler asphyxie idiopathique que les cas dans lesquels le premier symptôme est l'asphyxie, c'est-à-dire ceux dans lesquels la mort a lieu par suspension soudaine de la respiration, ou par suite de la non-conversion du sang veineux en sang artériel. L'expression de syncope idiopathique ou nerveuse me paraît, au contraire, plus convenable pour désigner les cas dans lesquels l'action du cœur est primitivement suspendue ; de même que celle d'apoplexie nerveuse, doit être exclusivement réservée pour les cas où le cerveau est frappé le premier. Mais lorsque la mort est à peu près instantanée, il devient tout à fait impossible de saisir l'ordre de succession des symptômes et cela n'est guère plus aisé, lorsque la mort n'est consommée que dans un peu plus de temps. De sorte que tous ces cas pouvant se rapporter à des affections de nature différente, il n'est ni expression générique qui leur convienne à tous, ni expression spéciale qu'on puisse leur appliquer sans courir le risque de commettre une erreur de

(1) *Gazette médicale*, 1839.
(2) *Med. chir. trans.*, 1 vol.

diagnostic. Cette explication donnée, le mot asphyxie idiopathique qui est généralement reçu aujourd'hui, en vaut un autre, et il peut être conservé, pourvu, qu'en l'employant, on ne préjuge rien de la nature intime de l'affection.

Un caractère commun à toutes ces morts subites, c'est de ne présenter aucune lésion anatomique. Les organes sont trouvés dans leur état normal. Seulement le cœur est ordinairement vide et d'une flaccidité remarquable; on a même signalé la vacuité de la veine cave dans deux observations. On a aussi remarqué que chez plusieurs sujets, morts de cette manière, et sans que l'autopsie pût rendre compte de la cause de la mort, le cœur était graisseux; mais cet état du cœur, qui est très compatible avec la vie, ne saurait être regardé comme une cause de mort subite; on peut, tout au plus, admettre que lorsque les fibres du cœur sont chargées de graisse, cet organe devient moins impressionnable à l'incitation nerveuse, et se trouve ainsi plus disposé à la syncope.

L'anatomie pathologique étant constamment muette dans ces cas, on a eu recours à des hypothèses pour expliquer la mort. Le docteur Warren (de Boston) a supposé que le sang restait accumulé dans le système capillaire par inertie de ce système ou par excès d'activité du cœur. Il a admis aussi que ces morts pouvaient s'expliquer par une diminution rapide de la quantité du sang ; mais je ne comprends pas trop sur quoi reposent ces suppositions, la dernière surtout. Que devient le sang lorsqu'il diminue rapidement, à moins qu'il n'y ait une hémorrhagie, et par suite, véritable syncope ? Pour moi, je suis convaincu que l'asphyxie idiopathique ne diffère, le plus souvent, en rien de la syncope simple, qu'elle doit s'expliquer par les mêmes causes, et que sa gravité plus grande tient uniquement à ce qu'elle trouve le sujet dans des conditions plus défavorables, ou bien à ce que la cause qui la produit agit avec une plus grande intensité.

« La mort par asphyxie idiopathique ou par quelque affection voisine de la syncope étant admise, dit M. Mac-Clintock (1), elle doit se produire assez souvent dans l'état puerpéral. Alors la constitution des femmes déjà affaiblie a, pour caractère principal, une disposition anormale à l'action morbide, une excitabilité particulière du système vas-

____

(1) Mémoire cité.

culaire, une susceptibilité pathologique du système nerveux. Les femmes se remettent plus ou moins lentement de l'ébranlement nerveux causé par le travail, la résistance vitale est diminuée. Par suite, toute impression un peu forte, qui affecte le corps ou l'esprit, surprend l'économie dans des conditions peu favorables et prédispose à la syncope. »

J'ai trop longuement exposé, dans le cours de ce travail, les conditions spéciales dans lesquelles l'état puerpéral mettait la femme, pour qu'il soit besoin d'y revenir ici ; les considérations générales que j'aurais à présenter vont, d'ailleurs, trouver leur place à la suite des faits particuliers, comme commentaires de ces faits.

Une douleur modérée surexcite ordinairement le système nerveux et soutient les forces, c'est sur cette base que repose presque en entier la théorie de la révulsion; mais une douleur vive et longtemps prolongée est l'énervant le plus actif, et bien des fois des femmes sont mortes en couches ou peu de temps après, sans qu'on ait pu invoquer autre chose que les douleurs exagérées d'un travail long et pénible pour expliquer leur mort. Ici se placeraient naturellement toutes les observations de dystocie dans lesquelles les femmes sont mortes à bout de forces, *exhaustis viribus*. Le plus souvent alors la mort n'est pas imprévue, mais elle est presque toujours assez prompte. L'affaissement général et rapidement progressif du système nerveux produit l'asphyxie et l'affaiblissement des battements du cœur, la face exprime la souffrance et l'anxiété, elle est pâle, la respiration se fait à peine, le pouls est petit et filiforme, et la mort arrive dans une demi-heure, quelquefois même en moins de temps. Tantôt la malade s'éteint sans avoir souffert rien de plus, tantôt quelques convulsions précèdent la mort, tantôt enfin ce qui reste de forces s'épuise dans quelques efforts d'inspiration qui n'aboutissent qu'à une respiration insuffisante et incomplète. Il est souvent difficile de dire si la femme succombe alors à l'asphyxie ou à la syncope.

Il est difficile aussi d'apprécier le degré de douleur nécessaire pour donner lieu à de tels accidents, car il est des natures impressionnables qui ne supportent pas, sans danger, une souffrance qui sera très tolérable pour d'autres personnes, et rien n'est plus variable que la capacité individuelle pour la douleur. Puis l'effet déprimant de cette cause est souvent aggravé chez la femme en couches par d'autres circonstances, qui sont aussi de nature à détruire la résistance vitale de celle-ci. Une hémorrhagie peut avoir lieu, une impression morale vive, un pressentiment sinistre, etc., peuvent exister, et ce sont autant de causes qui viennent ajouter leur effet à l'épuisement direct que produit la douleur. Cependant, c'est surtout à cette dernière cause qu'il convient de rapporter la mort chaque fois qu'elle a lieu pendant un travail long et pénible ou immédiatement après.

L'observation 218 de M. Delamotte nous offre un exemple de ce genre : « Un chirurgien inexpérimenté, dit-il, accrocha d'abord le bras d'un enfant bien vivant, puis, sans autre examen, appliqua le crochet sur le corps de cet enfant et tira avec un de ses disciples jusqu'à ce qu'ils fussent à bout de forces et jusqu'à ce que la pauvre femme eût rendu son âme au Seigneur sans pouvoir rien amener. » Ici il n'y eut aucune espèce de complication et la mort ne saurait être attribuée à autre chose qu'à l'excès de la douleur.

Il en fut exactement de même dans un autre fait rapporté par le même auteur (obs. 389) : « Dans celui-ci, l'accouchement venait de se terminer fort péniblement, et l'accoucheur, qui avait déjà perdu une femme pour ne pas l'avoir délivrée assez promptement, se mit aussitôt en devoir de le faire à tout prix. Il rompit d'abord le cordon, puis introduisant la main, il tira sur ce qu'il put saisir avec violence et jusqu'à ce qu'il l'eût arraché, malgré les contorsions et les cris désespérés de l'accouchée qui mourut aussitôt après. » Là encore, la douleur seule tua cette femme, et, comme dans le cas précédent, la mort ne fut pas prévue par les deux accoucheurs qui eussent ménagé leurs manœuvres bien davantage, s'ils eussent pensé qu'elles étaient de nature à déterminer une telle catastrophe.

Du reste, si des manœuvres brutales sont répréhensibles, l'inaction ne l'est pas moins, car elle peut avoir les mêmes résultats, comme le prouve cette troisième observation du même auteur. « Une femme, qui accouchait de son treizième enfant, fut pendant cinq jours dans les plus violentes douleurs, qui furent suivies de faiblesse et d'une perte de connaissance qui dura plus de trois heures. Delamotte trouva cette femme dans une faiblesse plus grande encore que les précédentes. Son enfant étant bien placé et la tête bien avancée, il le jugea mort et se disposait à terminer l'accouchement quand elle-même mourut. » Il est au moins probable que cette femme eût été sauvée si l'on fût intervenu plus promptement.

M. Moreau a rapporté (1) un fait du même genre : « Il arrive en toute hâte près d'une femme en travail et en grand danger ; elle était morte. Cette femme accouchait pour la cinquième fois, le travail durait depuis trois jours et la sage-femme était restée tout ce temps sans inquiétude. Trois heures avant l'arrivée de M. Moreau, il y avait eu un accès de suffocation et des convulsions. Un confrère, appelé au moment même, avait inutilement appliqué le forceps. M. Moreau fit la version sans peine et amena un enfant mort. En cherchant à opérer la délivrance, il trouva dans le vagin le placenta décollé, l'utérus revenu sur lui-même et si bien contracté qu'il crut un instant à un reste de vie. Un examen attentif le détrompa. » Dans ce fait, il est probable encore qu'il ne faut accuser que la douleur. Il tranche sur les précédents par la manière dont la mort eut lieu, il ne paraît pas y avoir eu de syncope mais une asphyxie véritable. Je demanderai la permission de rapporter encore une observation à peu près semblable, parce qu'elle est inédite, et que le fait a offert des complications qui n'ont pas existé dans les faits précédents :

OBS. XXXIII. — *Mort par épuisement ; travail long et pénible ; opérations diverses ; complication d'hémorrhagie, de frayeur, etc.* — Une femme de trente-sept à trente-huit ans, bien constituée, et en travail depuis trois jours, avait eu dès le commencement une très légère hémorrhagie, qui n'avait pas même inquiété la sage-femme. Cependant l'accouchement ne se faisant pas, on fut chercher un médecin, qui jugea le cas grave, et fit appeler mon père. Je l'accompagnai. Le sang venait de reparaître un peu ; mais la femme ne semblait nullement épuisée. Une application de forceps fut décidée, et la malade en parut très effrayée. Mais l'accouchement ne put être terminé par ce moyen. Ces messieurs essayèrent, sans plus de succès, une application du céphalotribe. Les douleurs étaient toujours très vives, et la malheureuse femme jetait des cris atroces. « Vous m'arrachez tout ce que j'ai dans le ventre, » disait-elle chaque fois qu'on la touchait. Cependant la tête, qui avait été réduite, put être extraite par une seconde application du forceps. Ces diverses manœuvres avaient bien duré trois quarts d'heure, parce qu'entre chacune d'elles on avait donné un peu de repos à la patiente. Mais peu à peu les douleurs étaient devenues moins vives, et bientôt je sentis le pouls faiblir. Je le tins pendant tout le temps que dura la dernière application de forceps, et quand l'enfant fut extrait, il ne battait plus. — L'autopsie ne fut pas permise ; mais je ne saurais expliquer cette mort que par l'excès de la douleur, joint à l'appréhension qu'avait cette femme de la gravité des opérations qui se pratiquaient sur elle. En effet la patiente était encore en

(1) *Traité d'accouchements*, tome II.

très bon état lorsqu'on commença les manœuvres, on n'entendit aucun craquement dans son ventre, et elle n'offrit aucun des signes qui peuvent faire présumer une rupture de l'utérus ; le ventre resta souple après la délivrance et il ne s'écoula alors qu'une quantité de sang vraiment insignifiante. Bien que je n'eusse été que le spectateur de ce terrible événement, je ne saurais dire l'impression que j'éprouvai en quittant cette maison où nous avions fait deux cadavres.

Ceci se passait au mois de septembre 1847, et les moyens anesthésiques étaient encore à peine connus ; mais je suis bien tenté de dire, avec M. Chailly, que, s'ils eussent été employés, la cause de la mort eût été toute trouvée (1). Maintenant, je ne crois pas qu'on puisse attribuer cette mort à la gravité de l'hémorrhagie, non plus qu'à une rupture spontanée ou occasionnée par des manœuvres imprudentes; l'habileté bien connue des deux accoucheurs ne permet pas même cette dernière supposition. Reste donc la douleur excessive et la frayeur non moins grande que cette femme avait du forceps : deux causes qui se sont ajoutées l'une à l'autre et dont le résultat peut se formuler par une expression unique : l'épuisement nerveux. On sait, du reste, que la seule frayeur d'une opération a parfois suffi pour occasionner la mort, même chez des personnes qui paraissaient fortement trempées.

Il serait facile de multiplier les exemples de ce genre de mort, car ils ne sont pas très rares. Peu importe pour la question que la douleur soit le résultat d'une manœuvre mal faite, d'un défaut de rapport entre le volume de l'enfant et l'étendue du bassin, ou de toute autre cause de nature à rendre un accouchement long et pénible. Toujours est-il que cette douleur, lorsqu'elle atteint un certain degré, épuise rapidement la femme, et que celle-ci meurt alors promptement et d'une manière tout à fait inattendue. Observons encore que la mort se produit ici à peu près de la même manière que dans les hémorrhagies, et que la gravité de celles-ci, quand il y en a, n'est pas toujours en raison directe de la quantité de sang perdu, car lorsqu'une hémorrhagie, même légère, vient compliquer un travail qui est déjà rendu dangereux par d'autres motifs, la résistance de la femme est diminuée d'autant et la terminaison fatale vient plus vite.

Si la douleur use promptement la vie, il est rare qu'elle détermine une mort véritablement subite ; elle produit un affaissement rapide, mais

(1) *Traité pratique de l'art des accouchements*, 3ᵉ édition. Paris, 1853, p. 736.

elle ne tue pas tout à coup, de sorte qu'on peut le plus souvent prévoir l'événement quelque temps à l'avance et compter en quelque sorte les instants qui restent à vivre. Dès qu'on pressent le danger, deux indications se présentent : supprimer la douleur et soutenir les forces. L'opium peut rendre de grands services pour remplir la première ; il procure un sommeil qui est précieux, bien qu'il soit moins réparateur que le sommeil naturel. Mais l'agent par excellence est, en pareil cas, le chloroforme ; son action prompte et presque toujours certaine ne peut être suppléée par rien. Seulement il ne faut pas attendre pour s'en servir que les forces de la femme aient déjà baissé et que le danger soit sérieux. Il est en effet probable qu'elle ne supporterait pas alors les inhalations anesthésiques, et pourtant dans un cas de mort imminente que risquerait-on? Je sais les répugnances exagérées que quelques accoucheurs ont pour le chloroforme ; je sais que les hommes les plus prudents et les plus expérimentés ont eu à déplorer de terribles mécomptes pour s'en être servi ; je sais qu'un célèbre accoucheur, M. Lee (1), a rapporté dix-sept cas d'accouchements dans lesquels le chloroforme eut des effets pernicieux, et qu'il a conclu que cet agent est dangereux et qu'il doit être proscrit de la pratique obstétricale. Mais combien de fois aussi cet agent, manié sans précaution et même par des personnes étrangères à l'art de guérir, n'a-t-il pas été sans danger, et, pour m'en tenir exclusivement à mon sujet, combien d'accoucheurs n'ont-ils pas eu à se louer de son usage? Pour mon compte, il y a plusieurs années déjà que je m'en sers dans tous les accouchements graves, sans avoir jamais eu à lui reprocher le plus léger accident. Lorsque le travail est pénible et qu'il se prolonge, je plonge la femme dans un demi-sommeil où je l'ai quelquefois maintenue plusieurs heures avec beaucoup d'avantage. Au moment où l'accouchement se fait, j'augmente un peu l'anesthésie, mais pas assez pourtant pour que la femme n'ait encore conscience de ce qu'elle éprouve. Si je crois devoir terminer l'accouchement par une manœuvre, j'ai soin de mettre auparavant la femme dans un état de sommeil complet. Je le répète, jamais en agissant ainsi je n'ai eu le plus léger accident ; l'influence du chloroforme a été nulle pour l'enfant, et elle a toujours été heureuse pour la femme, qui

____

(1) Dublin, *Med. press*, 1854.

n'a pas souffert, ou qui a peu souffert et qui s'est remise promptement. Le chloroforme pourrait être employé dans les accouchements simples, et quelques médecins ont donné le conseil de le faire. Cependant je ne m'en sers pas dans ces circonstances, parce que, bien que je ne redoute pas ce moyen, je ne saurais oublier les cas exceptionnels où il a été dangereux, et que je ne vois pas de raison d'exposer la vie d'une femme pour lui éviter une douleur presque toujours vive, il est vrai, mais qu'elle supporte aussi presque toujours fort bien. La seconde indication qui se présente, lorsque la douleur est très vive et l'épuisement nerveux déjà considérable, est de soutenir les forces de la malade. On doit chercher à la remplir par l'usage des cordiaux, et pour cela on donnera un peu de bon bouillon, un peu de vin généreux, quelques cuillerées d'une potion éthérée, etc. On entretiendra de la chaleur à la peau, et l'on pourra faire quelques frictions sèches, mais je ne conseillerais pas l'emploi des révulsifs actifs parce qu'ils sont eux-mêmes douloureux et que je les crois dans ces cas de nature à épuiser encore les forces.

Les effets d'une impression morale très forte sont plus désastreux encore que ceux d'une douleur vive et prolongée ; ils sont parfois du moins plus instantanés, et, dans plusieurs circonstances, on n'a pas trouvé d'autre cause pour expliquer la mort subite d'une femme en couches dont le travail marchait bien ou ne présentait que des accidents sans grande importance.

Peu est un de ceux qui ont le plus insisté sur les effets funestes de la colère chez les femmes enceintes, et ce qu'il a écrit à ce sujet doit être connu de tous les accoucheurs. Il cite des exemples assez nombreux d'accouchements devenus graves par cette cause, qui a déterminé tantôt des convulsions, tantôt une hémorrhagie, tantôt une syncope, accidents qui ont souvent entraîné la mort des femmes.

Les résultats de la peur sont encore plus néfastes, sans doute parce que l'impression produite par la peur est plus instantanée et plus difficilement maîtrisée. La colère poussée jusqu'à la violence est, d'ailleurs, un sentiment peu familier aux femmes, tandis que presque toutes sont très accessibles à la peur ; leur imagination vive s'effraye pour de schimères, et lorsqu'elles cherchent à se raisonner, il arrive assez souvent que loin de calmer leur esprit, elles s'exaltent davantage. La peur comporte plusieurs nuances qui peuvent toutes produire les mêmes

effets. Une femme grosse peut avoir peur d'un danger réel et imminent.
L'impression qu'elle éprouve est alors instantanée, et le danger éloigné,
cette impression ne laissera pas d'ordinaire de traces profondes sur son
esprit; elle se remettra de son émotion, qui n'aura pas de suites, si elle
n'a pas donné lieu à un accident soudain. Mais une femme peut aussi
s'effrayer à tort d'un danger imaginaire et lointain, et cette forme de la
peur est, pour la femme grosse, plus grave que la précédente, parce
qu'il est presque toujours impossible de la rassurer. Sa chimère la pour-
suit toujours et partout, elle prend même un certain plaisir à s'y laisser
aller, elle la caresse, et il arrive un moment où l'inquiétude de cette
malheureuse est à son comble. Survienne alors chez elle le plus léger
accident, la plus petite contrariété, elle s'imagine à l'instant que toutes
ses prévisions vont se réaliser, et elles se réalisent parfois en effet.

Frank, qui a beaucoup insisté sur les accidents variés que la peur
peut déterminer chez les femmes grosses, signale particulièrement le
danger des chiens errants et celui des gros bestiaux. « Bien que ces
animaux, dit-il, portent rarement des atteintes directes, leur seule rencontre suffit pour pénétrer d'effroi l'âme d'une femme timide par elle-
même, et qui l'est encore plus, si sa grossesse ajoute à sa sensibilité
nerveuse. — L'usage de sonner les cloches, lors d'un décès, peut aussi
impressionner défavorablement les femmes enceintes. Chaque son de
cloche est un *memento mori* qui remplit leur âme de terreur. » Le même
auteur rapporte « que pendant une épidémie de fièvre puerpérale qui
moissonnait un grand nombre de femmes en couches, la moindre in-
disposition d'une accouchée, lorsque celle-ci entendait le son de la
cloche fatale, prenait un caractère grave; alors la malade prédisait
elle même sa fin prochaine et rarement elle se trompait. »

La colère et la peur ne sont pas les seules impressions morales qui
soient de nature à faire beaucoup de mal aux femmes en couches. Il
faut encore signaler ici comme causes de même ordre, les contrariétés
domestiques, les préoccupations de fortune, les cauchemars qui ne sont,
il est vrai, qu'une forme de la frayeur, la honte ou le repentir chez les
filles mères, etc. Toutes ces causes exercent sur les forces vitales une
action déprimante qui peut être assez énergique pour déterminer la
mort subite. Dans ces cas, on chercherait en vain à l'expliquer par une
lésion organique. Le plus souvent, il n'en existera aucune, et s'il s'en

trouve, par hasard, leur étendue et leur gravité seront tout à fait hors de proportion avec le résultat qu'on voudra leur attribuer. Dans tous ces cas, en effet, c'est l'âme qui a souffert, c'est, comme je l'ai déjà dit, l'élément immatériel de l'être qui a été primitivement affecté.

La mort est presque toujours alors soudaine; imprévue; la vie s'anéantit dans tous les organes à la fois, parce que le principe excitateur a soudainement fait défaut. La force plastique seule persiste encore quelque temps, et c'est elle qui accomplit ces actes étranges qui ont quelquefois fait croire à un reste de vie, là où il n'y avait plus qu'un cadavre. Les organes de la vie végétative pouvant continuer quelques instants encore leurs fonctions, le poumon artérialise la dernière ondée de sang qu'il reçoit, et le cœur chasse le sang qu'il contient. A l'autopsie le poumon est sain, le cœur est vide, il n'y a eu ni asphyxie, ni syncope à proprement parler; c'est l'asphyxie idiopatique des Anglais.

Plusieurs circonstances inhérentes, soit à la constitution de la femme, soit à l'état puerpéral, peuvent, en affaiblissant l'organisme, aggraver les effets produits par une impression morale vive, c'est ce que je vais faire ressortir par quelques exemples authentiques.

Obs. XXXIV. — *Mort subite après le travail, due à une émotion vive ; autopsie négative où peu s'en faut.* — « Une femme hystérique, ayant le *facies* d'une mauvaise couleur, et mère de quelques enfants, pressentit, au terme d'une nouvelle grossesse, que l'accouchement lui serait funeste, et en effet elle commença, pendant le travail, à enfler des doigts et de l'abdomen. Bientôt elle accoucha d'une fille, au lieu d'un garçon qu'elle avait espéré et qu'eût mieux aimé son mari. On le lui dit imprudemment, et elle fut prise d'un si violent chagrin que sur-le-champ le pouls s'affaiblit et que le corps se refroidit. La délivrance ne se fit pas, et elle mourut en moins de six heures. Ce qu'il y eut de remarquable, c'est qu'au milieu de cette syncope, le sang coula de l'utérus comme de coutume. — L'autopsie eut lieu vingt-quatre heures après. Le ventre énorme s'affaissa un peu lors de l'incision du péritoine, l'estomac, les intestins et l'utérus étant distendus par des gaz. De l'eau sanglante était dans le bassin ; il y avait un relâchement des symphyses. L'utérus contenait beaucoup de caillots de sang ; les poumons étaient engoués à la partie déclive, et livides. Le cœur était flasque au delà de ce qu'on peut dire, et ne contenait de sang dans aucune de ses cavités (1). » .

Voilà une mort bien prompte et de bien nombreuses altérations. Cependant il n'en est aucune qui soit de nature à expliquer la catastrophe. La distension gazeuse n'était sans doute pas extrême, puisque le ventre

---

(1) Morgagni, *Epist.* XLVIII, art. 44.

ne s'affaissa qu'un peu après l'incision du péritoine. Le relâchement des symphyses du bassin est un phénomène fréquent, pour ne pas dire normal, de suite après l'accouchement; il ne saurait, dans tous les cas, avoir eu aucune influence sur la mort. La perte de sang fut, il est vrai, assez considérable, et je ne doute pas qu'elle n'ait hâté l'événement, mais cette perte me paraît avoir été ici un effet plutôt qu'une cause ; d'ailleurs, le mot hémorrhagie ne se trouve pas dans Morgagni, ce qui laisse au moins supposer que l'écoulement de sang ne fut pas extrêmement abondant. L'engorgement déclive des poumons ne saurait être considéré autrement que comme un phénomène cadavérique. Enfin la flaccidité remarquable du cœur et la vacuité complète de cet organe, est ce qu'il y a de plus caractéristique dans cette autopsie. C'est, en effet, un signe noté pour la première fois par Morgagni, et qui va se retrouver dans plusieurs des faits qui vont suivre. En prenant ce signe comme pathognomonique de la syncope (ce qui peut bien n'être pas exact, puisque Devergie avait déjà remarqué que dans la mort syncopale on trouvait le sang uniformément distribué dans tout le système sanguin et que M. Zschokke (d'Aarau) a également donné comme signes de la mort par le cœur, la distribution uniforme du sang dans toutes les veines du corps sans congestions d'organes partiels, et la réplétion ou la vacuité uniforme des deux moitiés du cœur), on est porté à chercher la cause de cette syncope dans l'hémorrhagie d'abord, puis dans la distension gazeuse de l'abdomen. Mais comme l'une et l'autre ne paraissent pas avoir été considérables, elles seraient insuffisantes pour expliquer la mort, si une affection morale vive n'y avait puissamment aidé. En effet, tout allait bien jusqu'au moment où cette femme apprit qu'elle avait une fille, et c'est alors seulement que ses pressentiments funestes se réalisent tout à coup. Le pouls faiblit, le corps se refroidit, et c'est même à partir de ce moment que le sang commence à couler ; ce qui me fait croire que l'hémorrhagie fut consécutive à l'impression morale, qu'elle fut effet et non pas cause. Quoi qu'il en soit, on peut, jusqu'à un certain point, trouver la cause de la mort de la malade de Morgagni, dans l'ensemble des lésions anatomiques qu'elle a présenté, mais cela ne sera plus possible dans la plupart des faits qui vont suivre. Aussi j'ai présenté celui-ci le premier pour qu'il puisse servir de transition.

Obs. XXXV. — Impression morale, pressentiments sinistres ; accouchement heureux ; mort six heures après ; autopsie négative. — « Une jeune dame, heureusement mariée, impressionnée probablement par quelque accident fâcheux et inattendu survenu dans le cercle de ses amies, avait manifesté depuis le commencement de sa grossesse, la crainte de mourir dans l'accouchement, et, bien que rien ne pût l'entretenir dans cette croyance, ses craintes allaient toujours continuant et se fortifiant, au point d'alarmer grandement ses parents et ses amis, Elle fut accouchée par un médecin très soigneux et très expérimenté, qui était aussi son parent. Le travail fut facile et normal sous tous les rapports; il ne fut accompagné d'aucune circonstance défavorable. L'enfant était mort-né et incomplétement développé. La mère mourut subitement six heures après la délivrance ; le corps fut examiné avec le plus grand soin et ne présenta aucune trace de lésion (1). »

Dans cette observation, l'autopsie est complétement muette, et la mort ne saurait être attribuée qu'aux pressentiments sinistres qui poursuivaient cette femme; ceux-ci ont sourdement miné son énergie morale, en même temps que ses forces physiques se sont trouvées affaiblies par le fait seul de la puerpéralité. L'aptitude à vivre est dès lors devenue moindre, car la vie ne saurait être autre chose, je crois l'avoir déjà dit, que la résultante des rapports qu'ont entre eux le corps et l'âme, le physique et le moral. Lorsqu'un des deux principes seulement vient à être sérieusement compromis, la mort est imminente, il est vrai, mais on conçoit qu'elle puisse être conjurée par un effort du principe resté intact. Mais si les deux principes sont frappés à la fois, si tous deux sont soumis à une cause incessante de destruction, il arrive un instant où les moyens de réparation n'ont plus d'action ni sur l'un ni sur l'autre, et la mort est inévitable. Le chagrin, la tristesse, l'inquiétude sont des causes qui agissent activement sur l'élément moral et qui peuvent par elles seules user la vie en peu de temps. La grossesse, l'accouchement et ses suites ont aussi une action manifeste sur l'élément organique qui éprouve toujours alors une commotion plus ou moins pénible, laquelle diminue la résistance vitale. La réunion de ces deux ordres de causes est de nature à produire des accidents graves et même la mort subite. Celle-ci ne peut être alors attribuée à aucune lésion anatomique proprement dite, mais elle s'explique cependant par des considérations tirées d'un ordre plus élevé. « Je suis convaincu de ce fait, dit Ramsbotham, que l'existence d'un désespoir continuel pendant la dernière période de la grossesse, a une influence des plus marquées pour dimi-

(1) Obs. de M. Travers, *Mémoires* du docteur Mac Klintock, déjà cité.

nuer les effets bienfaisants de ces puissances en vertu desquelles se complètent les changements nécessaires qui suivent le travail (1). »

Il est souvent difficile de dire de quelle manière la mort survient quand elle a lieu dans de telles circonstances. Sa soudaineté, son imprévu ne laissent presque jamais le temps de reconnaître et d'isoler les symptômes qui la précèdent, mais le raisonnement indique assez que, dans ces cas, c'est l'innervation générale qui fait défaut, et qui ne saurait trouver un aliment dans l'organisme affaibli. Les fonctions primordiales de la vie se trouvent alors compromises d'une manière à peu près simultanée, et le trouble que chacune d'elles éprouve, réagissant sur les autres, la mort n'en est plus que prompte. Dans le fait qui vient d'être cité, on dit seulement que la mort fut subite ; on trouvera plus de détails dans quelques-uns de ceux qui vont suivre. Plusieurs seront encore empruntés au mémoire de M. Mac-Clintock.

Obs. XXXVI. — *Pressentiments sinistres ; accouchement heureux ; mort six heures après par asphyxie ; tympanite intestinale ; pas d'autopsie.* — « Une dame de trente-cinq ans, primipare, accouchée le 16 mars 1850, après un travail prolongé, et au moyen d'une application de forceps, se rétablit bien et nourrit son enfant pendant quatre mois. Devenue grosse de nouveau, elle eut, vers la fin de sa grossesse, des craintes et des appréhensions. Elle devait accoucher en mai. Vers le milieu de ce mois, ses alarmes et ses anxiétés devinrent telles que, malgré un état de santé très satisfaisant, le médecin dut faire deux visites par jour. Le soir du 26 mai, elle fut plus incommodée et plus agitée encore que de coutume ; le lendemain, elle se réveilla d'un sommeil profond dans les douleurs. Le travail fut court, elle mit au monde une belle fille. Trois quarts d'heure après, il y eut une perte de huit onces de sang environ, et le placenta qui était dans le vagin fut extrait. Tout fut alors très bien pendant une heure, après quoi les craintes recommencèrent ; il lui arrivera certainement malheur. Une demi-heure après, elle eut comme des arrières-douleurs et se sentit plus faible ; un peu de Xérès et d'eau-de-vie la ranimèrent. M. Gartlan s'assura plusieurs fois qu'il n'y avait de sang épanché nulle part et que l'utérus était bien rétracté. Malgré une potion opiacée, les douleurs spasmodiques persistèrent, l'abdomen se distendit rapidement et la respiration s'embarrassa. Thérébentine sur l'abdomen, lavements, potion stimulante, rien n'y fit. La tympatine augmente, la made dit que son ventre va se rompre, si elle n'est débarrassée de ses gaz. On introduit un tube dans le rectum, on emploie les stimulants de nouveau. L'affaiblissement est graduel, la respiration devient de plus en plus gênée, et la mort a lieu six heures après la délivrance et quatre heures après la première sensation de douleur et de distension (2). »

L'autopsie n'eut pas lieu, et l'auteur ajoute les réflexions suivantes : « Il n'y eut aucune hémorrhagie. Cette femme était grande, lymphatique

(1) *Pract. obs.*, p. 119.
(2) Obs. du docteur Gartlan, *loc. cit.*

et nerveuse. Elle accusait parfois un peu de douleur dans le côté gauche, mais ne s'était jamais plainte de symptômes d'une maladie du cœur proprement dite. Pendant ses règles, elle était toujours affectée d'une distension gazeuse considérable du ventre. Le trait le plus saillant de cette observation est le pressentiment que la malade avait de sa mort. Sa mère était morte aussi presque subitement, deux ou trois jours après sa naissance; peut-être la connaissance de ce fait eut-elle quelque influence. »

Sans doute les pressentiments sinistres de cette femme furent ce qu'elle offrit de plus saillant, et il est pour moi bien certain qu'ils furent la cause première de tous les accidents qui précédèrent la mort et la produisirent. Mais ici la mort, moins soudaine que dans l'observation précédente, peut recevoir une explication en quelque sorte mécanique. En effet, elle fut surtout le résultat de la tympanite, et j'ai eu déjà l'occasion d'appeler l'attention sur cette cause de mort (1).

J'ajouterai ici que j'ai observé un cas analogue, mais plus heureux, puisqu'il se termina par la guérison. A une première grossesse, une tympanite énorme et soudaine avait rendu la mort imminente; à une seconde, il n'y eut pas d'accidents; à une troisième, la tympanite se produisit de nouveau, j'eus quelques craintes, mais cependant le danger fut moins grand. J'ai expliqué déjà comment là mort pouvait être déterminée par le refoulement brusque du diaphragme et son défaut de contraction. J'ai dit aussi que les pressions exercées sur les ganglions nerveux de l'abdomen par les anses intestinales fortement distendues étaient de nature à modifier profondément l'action de ces ganglions et à donner lieu à des phénomènes de syncope et d'asphyxie. Je n'ajouterai rien de plus sur ces divers points de doctrine, mais j'observerai que chez la malade de M. Gartlan, les accidents d'asphyxie et la mort qui en fut la suite paraissent surtout se rapporter au refoulement du diaphragme. Si l'autopsie eût eu lieu, on ne pourrait donc pas dire qu'il n'existait aucune lésion anatomique, puisqu'on eût bien certainement constaté le déplacement d'un organe important, et bien probablement la compression des poumons et leur imperméabilité. Ici donc les effets funestes d'un moral fortement affecté ont porté plus particulière-

(1) Page 251

ment sur les parties qui avaient été le siége de la douleur depuis quelque temps déjà, ou pour mieux dire, le siége d'un travail et d'une fatigue excessive. Notons encore que cette femme était sujette aux distensions gazeuses de l'abdomen, et que cet accident est assez fréquent chez les femmes nerveuses et surtout hystériques ; de sorte que le retour de cette tympanite après la délivrance, et sous l'influence d'un état moral des plus mauvais, n'a rien qui ne soit, pour ainsi dire, physiologique. Cependant, il faut se hâter d'ajouter qu'il est rare que la mort ait lieu dans de semblables circonstances, et qu'elle est toujours alors un événement imprévu. J'aurais pu placer à la fin du chapitre précédent cette observation et la plupart des réflexions qu'elle m'a suggérées, mais je ne l'ai pas fait tant pour mettre en évidence les divers accidents auxquels peuvent donner lieu les impressions morales trop vives ou trop prolongées, que pour ne pas séparer trop les observations prises à une même source.

Obs. XXXVII. — *Répugnance de la femme pour son accoucheur ; version ; enfant mort ; mort de la femme une demi-heure après.* — Il est bien incontestable qu'on meurt de peur ; la mort ne saurait, en effet, s'expliquer autrement dans le fait suivant, qui appartient à Delamotte : « La femme d'un journalier accepta, quoique en le redoutant beaucoup, les services du célèbre accoucheur, qui fut facilement chercher les pieds de l'enfant, dont le bras pendait à la vulve. Cette femme, heureusement délivrée d'un enfant mort et d'un arrière-faix bien entier, fut honteuse de sa crainte et bien contente. Mais toujours tremblante, sans avoir froid, elle mourut une demi-heure après, sans avoir souffert de perte de sang, de douleur, ni aucun accident sensible (1). »

De même que Delamotte, je ne puis imputer cette mort qu'à la frayeur dont cette femme fut saisie. Elle resta tremblante après sa délivrance, par suite des impressions pénibles qu'elle venait d'éprouver ; la répugnance que lui causait la présence de l'accoucheur, la manœuvre opérée sur elle, la présence d'un enfant mort, en voilà plus qu'il n'en faut pour frapper vivement l'imagination d'une femme, et pour déterminer chez elle une prostration funeste. Il est plus que probable que l'autopsie, si elle eût été faite, n'eût rien révélé. Dans ces cas, en effet, il n'y a aucune altération perceptible. Les femmes, bien que leurs souffrances soient finies, sont alors dans les mêmes conditions que celles qui ont été épuisées par une douleur vive et prolongée ; malgré l'absence d'accidents, malgré leur enfant, malgré l'emploi des stimulants les plus ac-

_____
(1) Observation 230.

tifs, elles ne reprennent ni force ni courage, et au bout de quelques heures, quelquefois plutôt, elles éprouvent un léger sentiment d'oppression, s'affaissent et meurent. On ne saurait, le plus souvent, dire alors si la femme succombe à l'asphyxie ou à la syncope, car, à vrai dire, il n'y a, le plus souvent, ni l'un ni l'autre; c'est l'innervation tout entière, qui est frappée et qui, en s'anéantissant, donne lieu à un peu d'oppression, et à un affaiblissement graduel et rapide des mouvements du cœur. Dans ces cas, l'agonie est, le plus souvent, fort courte. L'emploi des stimulants est la seule médication qui puisse être fructueusement tentée.

Obs. XXXVIII. — *Cauchemar très pénible, ayant déterminé les douleurs; suspension du travail pendant trois jours; enfant putréfié; mort presque immédiate.* — Les impressions morales ne sont pas seulement fatales à la femme qui vient d'accoucher, elles peuvent encore produire les plus fâcheux effets pendant la grossesse, et surtout lorsque celle-ci est déjà avancée. Comme preuve, je rapporterai encore une observation de Delamotte : « Une femme grosse de son premier enfant, et qui croyait être sur la fin de son neuvième mois, eut un rêve dans lequel elle crut voir un spectre hideux qui voulait coucher avec elle. Sa frayeur fut telle qu'elle se réveilla avec un violent frisson, et fut immédiatement prise des douleurs de l'accouchement. Les mouvements de l'enfant étaient tumultueux, les eaux se rompirent, la tête était au passage, et tout faisait espérer un accouchement prochain. Cependant tout rentra dans le calme et le sommeil survint. Mais malgré sa tranquillité apparente, cette jeune femme ne se rassura point du tout, et rien ne put la tirer de l'inquiétude que son rêve lui avait causé. Elle resta dans cet état pendant deux jours et une nuit, après quoi les douleurs reparurent. Delamotte, voulant s'assurer où en était le travail, retira sa main baignée d'une liqueur fétide et roussâtre comme de la lavure de chair. Il s'aperçut aussi que le pouls, jusqu'alors très bon, devenait faible et languissant, et que la voix ne faisait plus que balbutier. Il amena aussitôt, sans difficulté, un enfant et un arrière-faix putréfiés. La malade prit ensuite un peu de vin et parut reprendre ses forces; mais les vomissements survinrent et elle mourut deux heures après être accouchée, sans s'être plainte d'avoir souffert un moment de mal (1). »

L'enfant paraît bien évidemment avoir été tué par la frayeur de la mère, mais ce n'est pas le point qui doit occuper ici. On ne se rend pas aussi bien compte de la mort de cette femme, qui, après son rêve, vécut encore près de trois jours dans un état de santé apparente, sauf qu'elle resta très inquiète pendant tout ce temps. Sa mort brusque fut-elle uniquement le résultat de sa peur, ou bien faut-il la regarder comme le résultat d'une influence septique due à la putréfaction du produit de la conception? Je ne crois pas qu'on puisse nier la part d'une impression

_____

(1) Observation 106.

morale aussi vive et aussi prolongée, et je la considère comme la cause
première de la mort. Cette observation est donc ici bien à sa place; et
la prostration rapide à laquelle cette femme a succombé, a été déterminée par une affection pénible du principe intellectuel et moral, qui a
trop fortement ébranlé les rapports nécessaires que ce principe entretient avec l'organisme. Mais, d'un autre côté, je serais tenté d'admettre
aussi la seconde explication, et je croirais volontiers à une sorte d'empoisonnement miasmatique, qui fut d'autant plus aigu, que la résistance
vitale du sujet se trouvait, par avance, plus fortement ébranlée. L'absence de l'autopsie est d'autant plus regrettable qu'elle eût tranché ce
point. Négative, la mort devenait évidemment le résultat unique de
l'impression morale, tandis que si elle eût mis à découvert une métro-
péritonite latente, ou si elle eût permis de constater dans les gros vaisseaux et dans le cœur, un état typhoïde du sang, il y eût eu de fortes
présomptions pour rapporter la mort à ces lésions, ou du moins pour
admettre qu'elles y avaient puissamment aidé.

OBS. XXXIX. — *Fille grosse de sept mois ; visite de son amant et de son curé ; mort soudaine.* — Dans l'observation qui suit, la grossesse était moins avancée, et l'impression morale
fut d'une autre nature; mais le résultat fut le même et plus immédiat encore. Ce fait m'a été
communiqué par une sage-femme instruite; elle en fut témoin il y a une dizaine d'années environ, et alors qu'elle n'était pas encore sage-femme. Il est, par malheur, fort incomplet : « Une
fille de la campagne, âgée de vingt ans, grande, forte, de bonne mine, toujours très fraîche, se
portant très bien, était grosse de sept mois. Elle avait éprouvé de grandes contrariétés de la
part de ses parents, qui s'opposaient à son mariage, mais qui avaient pourtant fini par y consentir. Un jour, après une visite de son amant, qui venait de la laisser assise devant sa porte,
et occupée à filer, elle tomba morte, sans proférer une parole. Quelques instants auparavant,
le curé était passé devant elle; on le rappela aussitôt : il constata la mort et fit l'opération césarienne, pour baptiser l'enfant qu'il trouva mort aussi. »

Quelle fut la cause de cette mort si instantanée? Existait-il chez cette
fille si forte et si fraîche une affection du cœur ignorée ? Les chagrins
qu'elle avait éprouvés n'avaient-ils point miné sa résistance vitale, sans
avoir altéré sa constitution d'une manière ostensible? Avait-elle eu quelque difficulté avec son amant? La présence du pasteur, au moment où son
amant venait de la quitter, ne lui a-t-elle point rappelé plus vivement sa
faute, et n'est-elle point littéralement morte de honte? Certes, un sentiment de pudeur, même aussi exagéré, n'est pas inadmissible chez une
fille des champs, dont les mœurs sont en général pures, et sur l'esprit

desquelles les idées religieuses ont tant d'empire. Dans chacune de ces hypothèses, dans la dernière surtout, il pourra s'être formé quelques caillots de sang dans les cavités du cœur ou dans les gros vaisseaux, par suite du ralentissement soudain de la circulation, qui est presque toujours le résultats de ces sortes d'impressions. La locution vulgaire *le sang se glace* me paraît, dans ces circonstances, aussi vraie qu'elle est expressive. On peut encore admettre qu'il y eut un *raptus* violent du sang vers le poumon et vers les parties supérieures, et que cette fille est morte dans un état apoplectique. Cette hypothèse est plus plausible chez une personne forte et pléthorique que chez toute autre. Cependant, la rapidité de la mort qui fut, à ce qu'il paraît, instantanée, ne me permet pas de lui accorder une grande valeur. Une autopsie bien faite, eût, sans doute, révélé le mystère de cette mort, car, selon toute apparence, l'ouverture n'eût pas été négative. Mais il n'en serait pas moins vrai que les lésions constatées seraient le résultat d'une impression morale. J'ai, du reste, fait observer dans bon nombre des observations rapportées dans les premiers chapitres de ce mémoire, que les lésions anatomiques, bien que suffisantes pour expliquer la mort subite, n'en avaient pas été toujours la véritable cause, puisqu'elles étaient elles-mêmes subordonnées à des causes d'un ordre supérieur, et dont la matière est presque toujours insaisissable.

J'ai dit ailleurs, et d'après l'autorité du professeur Moreau, qu'un frisson modéré après l'accouchement était d'un bon augure, mais qu'un frisson très intense et très prolongé était presque toujours le précurseur d'accidents graves. J'ai ajouté, d'après madame Lachapelle (1), que ce frisson pouvait être mortel. En voici trois exemples empruntés à la célèbre sage-femme. Ces trois observations terminent son sixième Mémoire :

OBS. XL. — *Frisson spasmodique mortel, une heure après l'accouchement; autopsie néga-*
tive. — « La femme Ferm., maigre, sèche, âgée de vingt ans, ayant souffert dans les derniers
temps de sa grossesse, de douleurs dans les côtés, la tête, etc., ayant éprouvé un malaise continuel, une morosité habituelle, ayant souvent eu des accès de fièvre, mais sans régularité, et
qui avait été saignée deux fois, sans éprouver d'amélioration, accoucha facilement et à terme
d'un enfant vivant; il s'écoula peu de sang ; cependant cette femme s'affaiblit par degrés; une
dyspnée considérable, un froid spasmodique et des syncopes précédèrent la mort, qui eut lieu
une heure après la délivrance. L'utérus ne contenait pas de caillots, et plusieurs fois on l'avait

(1) *Pratique de l'art des accouchements*, tome III, page 389.

senti dur et rétracté au niveau de l'ombilic. — A l'ouverture, qui eut lieu le lendemain, on trouva toutes les séreuses et surtout le péritoine baignés par un liquide sanglant, mais sans consistance, le cœur et les vaisseaux principaux presque vidés, le peu de sang qu'ils contenaient était très aqueux, et leurs alentours étaient fortement infiltrés d'une sérosité sanguinolente ; la surface interne des artères et des veines était vivement teinte en rouge. L'utérus était flasque, mou, très développé, etc. (1). »

Dans cette observation, que j'ai rappelée la première à cause des détails anatomiques qui l'accompagnent, on voit chez une femme affaiblie par une mauvaise santé antérieure, le frisson précéder la mort de bien peu. Chez cette femme il y avait, comme le remarque madame Lachapelle, une disposition à l'adynamie la plus rapide. Du reste, aucune des lésions anatomiques qu'on rencontra n'est de nature à expliquer la célérité de la mort, si ce n'est toutefois la vacuité presque complète du cœur, qui est, on s'en souvient, regardé comme le caractère nécroscopique de l'asphyxie idiopathique ou de la syncope. L'épanchement de sérosité sanguinolente qu'on a trouvé dans toutes les cavités closes, n'a même paru à madame Lachapelle, « qu'un effet de transsudation cadavérique facilitée par la liquidité du sang contenu dans les vaisseaux. » En somme donc, cette autopsie est tout à fait négative, et la mort de la malade a été le résultat du frisson intense que n'a pu supporter une femme épuisée et dont le sang était préalablement appauvri. Ce frisson a détruit ce qui lui restait de forces nerveuses, car le froid est l'un des dissolvants les plus énergiques de la puissance nerveuse ; ce fait a été mis hors de doute par les expériences et les recherches de Chossat. Bon nombre de femmes chétives et délicates, et auxquelles on ne donnerait qu'un souffle de vie, accouchent heureusement et se remettent bien ; tout porte donc à croire qu'il en eût été de même chez celle-ci, bien qu'elle fût un peu souffrante, si elle n'eût pas été prise de frisson. Sa mort a par conséquent été non-seulement très prompte, mais encore imprévue. Dans un cas semblable, la première indication est de réchauffer la malade au dedans par des cordiaux, au dehors par des appareils de calorification ; la seconde est de lui procurer un peu de sommeil durant lequel elle puisse, sinon réparer ses forces, au moins les reposer. L'épuisement qui est dû à cette cause ressemble du reste beaucoup à

(1) Observation 27.

celui qui est le résultat d'une extrême douleur, et l'on doit lui opposer à peu près les mêmes moyens.

Dans l'ouvrage de madame Lachapelle, l'observation qu'on vient de lire est précédée de celle qui suit, qui lui ressemble beaucoup, mais qui manque d'autopsie :

Obs. XLI. — *Frisson mortel peu de temps après l'accouchement ; péritonite probable.* — « La femme Aub..., idiote, âgée de trente-huit ans, lymphatique et affectée d'une diarrhée catarrhale, avec pouls faible, fréquent, etc., arriva à la Maternité dans le neuvième mois de sa seconde grossesse. Le travail se déclara dans la nuit, et à midi elle accoucha d'un enfant putréfié. La délivrance fut spontanée. Pendant le travail il y eut prostration des forces, diarrhée et vomissements de matières verdâtres. Après l'accouchement, le pouls devint à peine sensible, pâleur, prostration, violent frisson spasmodique, lochies suspendues, sans développement de l'utérus qui est convenablement resserré. Dans l'après-midi, la chaleur reparut, le calme se rétablit un peu, les forces se relevèrent et les lochies coulèrent en quantité convenable. Mais vers le soir, nouveau *frisson* avec lipothymie ; l'intensité des accidents s'accroît dans la nuit, malgré les fortifiants qu'on administre à la malade et la chaleur qu'on excite autour d'elle, et elle expire à quatre heures du matin.

« On voit ici, ajoute madame Lachapelle, une faiblesse mortelle devenir la suite d'un accouchement un peu prompt, quoique le sang lochial ait coulé à peine. C'est la déplétion de l'abdomen, c'est la liberté insolite des vaisseaux de cette cavité, qui, chez un sujet déjà épuisé, a produit des effets analogues à ceux qui eussent été la suite d'une hémorrhagie. »

Ces réflexions sont judicieuses, et telle peut bien avoir été la cause de la mort. Cependant, en présence des phénomènes qui l'ont précédée et en l'absence de l'autopsie, il me paraît bien difficile de se prononcer d'une manière précise. Le premier frisson a bien pu n'être que le résultat de l'influence de l'accouchement sur le système nerveux de cette femme ; mais le second, survenu après un calme trompeur et alors que les forces s'étaient relevées, pourrait bien avoir eu une autre signification, et avoir été le début d'une péritonite latente et à marche rapide. J'ai déjà rapporté quelques exemples dans lesquels cette maladie s'est terminée d'une manière tout aussi prompte et aussi inattendue. Madame Lachapelle elle-même ne paraît pas éloignée de cette manière de voir, car c'est à la métro-péritonite qu'elle rapporte la mort dans l'observation vingt-huitième à peu près semblable à la vingt-sixième.

Obs. XLII. — *Épuisement mortel ; péritonite probable.* — « Clem..., d'une faible constitution, lymphatique, sixième grossesse, s'était bien portée au début, mais ayant été prise vers la fin de *fièvre* avec *faiblesse extrême* et difficulté de la progression, éprouva le matin du jour de son accouchement une forte céphalalgie, vers une heure des *frissons prolongés* ; les membranes se rompirent alors, et le travail se termina à trois heures par la naissance d'une fille bien portante et une délivrance naturelle. Aussitôt après *syncopes* fréquentes, céphalalgie plus intense, soif ardente, sentiment d'anxiété dans la région de l'estomac, *sensibilité extrême* de l'abdomen, douleur à la moindre pression ; point de sommeil dans la nuit, et mort le lendemain vers dix heures du matin, précédée d'une oppression considérable.

» La péritonite, ajoute madame Lachapelle, existait avant l'accouchement, la fièvre en était l'indice, aussi bien que la sensibilité de l'abdomen. Cette femme déjà affaiblie a succombé à une syncope par *démotion* (Leroux). »

Je rappelerai ici une observation faite un peu plus haut. C'est que j'aurais à la rigueur pu placer ces deux derniers faits à côté des cas de mort subite par métro-péritonite que j'ai déjà rapportés. Mais la métro-péritonite, en admettant son existence comme certaine, n'a probablement pas été la cause unique de la mort. Il y avait avec elle et peut-être au-dessus d'elle deux circonstances dont il faut tenir compte : l'état d'épuisement antérieur dans lequel se trouvaient ces deux femmes, et les frissons spasmodiques et prolongés qu'elles ont éprouvé après leur délivrance. Je demeure à peu près persuadé que ce sont ceux-ci qui ont porté le coup de la mort, ou du moins qui l'ont rendu aussi prompte qu'elle a été. On pouvait même espérer le rétablissement de la femme Aub..., et la femme Clem..., pour être dans un état plus grave, ne paraissait cependant pas désespérée au moment de son accouchement.

Dans les observations qui précèdent, la mort a presque toujours été rapide et inattendue. Dans plusieurs cependant, l'état actuel ou antérieur de la femme avait dû éveiller l'attention de l'accoucheur et lui faire redouter des accidents plus ou moins sérieux, mais dans aucune il n'y avait eu véritablement lieu de craindre une mort soudaine. Les femmes offraient encore un certain degré de forces, lorsqu'elles les ont perdues tout à coup et ont présenté les symptômes de l'agonie. Tous les moyens de traitement employés sont alors devenus inutiles, et je ne connais pas d'exemple dans lequel une femme en danger de mort imminente, sous l'influence de l'une des causes qui viennent d'être examinées, ait été rappelée à la vie. Malgré cela, je ne puis croire que le mal soit alors toujours sans remède, et une médication rationnelle et suffisamment énergique a dû, plus d'une fois, être suivie de succès dans des cas analogues. Si je n'ai pas d'exemples à citer, cela peut tout au plus prouver qu'ils sont rares et que le danger est alors toujours fort grand.

Jusqu'ici, il m'a été possible de rapporter la mort à une cause probable. La malade avait eu un accouchément laborieux, la douleur avait été excessive et prolongée, ou bien la nouvelle accouchée avait éprouvé des émotions pénibles, des frayeurs, des contrariétés vives, etc. ; ou bien encore elle était d'une constitution délicate, nerveuse ; parfois ses forces avaient été minées à l'avance par des maladies antérieures, par une mauvaise grossesse, etc., de sorte que le travail de l'accouchement la surprenait dans des conditions peu favorables. Quelquefois aussi un, léger accident du travail, tel qu'une petite hémorrhagie, un spasme, une simple défaillance, un frisson, prenait en raison des circonstances une gravité insolite, et devenait ainsi la cause d'une mort aussi prompte qu'imprévue. Enfin, j'ai montré que dans plusieurs cas, il n'avait guère été possible d'affirmer que la cause de la mort n'était point matérielle ; soit parce que l'autopsie avait mis en évidence quelques lésions des principaux viscères, qui, sans être très graves par elles-mêmes, avaient pu le devenir, en raison des circonstances dans lesquelles se trouvait la malade, soit parce que, l'autopsie n'ayant pas été faite, il n'avait pas été possible d'affirmer qu'il n'existait pas de lésions organiques, d'autant que les symptômes de l'agonie avaient pu laisser croire à l'existence de quelqu'une de ces lésions. Mais ces restrictions ne sauraient empêcher d'admettre que, dans tous les faits que je viens de rapporter, la mort a été, en fin de compte, le résultat de l'ébranlement porté à tout le système nerveux, soit par le travail lui-même, soit par ses suites. J'espère avoir démontré que cet ébranlement, qui se traduit toujours par une lésion de l'innervation, porte non-seulement sur le système nerveux, mais aussi et surtout peut-être sur l'élément psychique, et que parfois la mort ne saurait s'expliquer autrement que par la brusque interruption des rapports du physique et du moral. « Ces troubles des fonctions intellectuelles et affectives, dit M. Cazeaux, ont, en général, peu de durée et offrent peu de danger, mais parfois l'organisme en est tellement ébranlé que la vie s'éteint subitement, soit pendant le travail, soit peu de temps après l'accouchement (1). » Il rapporte ensuite une observation empruntée à Davis sur laquelle je reviendrai tout à l'heure, puis il ajoute : « On a cherché à attribuer la syncope (des femmes en couches) à la sortie brusque d'une grande quantité d'eau ou

____

(1) *Traité des accouchements*, p. 431.

à l'affluence subite d'une grande quantité de sang dans les vaisseaux abdominaux, brusquement soustraits à la pression à laquelle les avait habitués la grossesse. Il ne faut admettre ces explications qu'avec beaucoup de restriction. » J'ai dit un peu plus haut que madame Lachapelle avait exprimé la même pensée, et dans des termes à peu près semblables.

Je crois, pour ma part, qu'il peut y avoir là une cause mécanique de syncope et que celle-ci peut devenir mortelle, d'autres circonstances aidant. Mais une telle explication ne saurait jamais s'appliquer qu'aux syncopes qui suivent immédiatement la délivrance ; celles qui ont lieu quelques heures et même quelques jours après doivent tenir à une autre cause. « Après comme pendant l'accouchement, dit encore le même auteur, l'influence fatale du travail sur le système nerveux de la mère ne peut être méconnue. D'après Churchill, elle consiste dans un ébranlement du système cérébro-rachidien, en tout semblable à celui que produisent les grandes blessures, qui causent aussi une mort prompte, que n'expliquent ni les circonstances de l'accident, ni les lésions de l'autopsie (ébranlement nerveux) ; cet ébranlement s'observe même après les accouchements les plus simples, mais alors il est peu prononcé. L'opium, d'après Churchill, est le meilleur moyen à lui opposer. Non-seulement il faut procurer du sommeil, mais il faut aussi ranimer les forces par les cordiaux et les toniques, au besoin même, les excitants internes et externes. Ramsbotham recommande une pression sur le ventre pour prévenir l'afflux des liquides vers les vaisseaux de l'abdomen (1). » Cette explication, comme la première, convient pour rendre compte d'un certain nombre de morts qui suivent de près l'accouchement, mais force est bien d'en chercher encore une autre, quand on veut remonter à la cause des morts subites qui ont lieu plusieurs jours après la délivrance, et alors que la femme paraît remise ou peu s'en faut.

Dans les quelques observations qui me restent à présenter, je vais surtout m'occuper des morts subites qui ne peuvent que difficilement s'expliquer par les causes qui ont été déjà passées en revue, ou par les considérations qui précèdent ; soit parce que le travail a été simple et que la femme n'a pas paru souffrir beaucoup, ni avoir éprouvé d'émotions vives ; soit parce qu'elles sont survenues à une époque trop éloignée de l'accouchement.

(1) *Loc. cit.*

« De Lamotte, appelé auprès d'une femme grosse de cinq mois qu'on croyait tombée en faiblesse, la jugea très certainement morte et proposa tout de suite l'ouverture pour pouvoir au moins baptiser l'enfant. Mais on hésita sur l'opportunité de cette opération, et l'enfant fut trouvé mort. De Lamotte ajoute seulement qu'il ne put pénétrer la cause de cette mort subite. » (obs. 53.)

Il est des femmes qui, pendant toute la durée de leur grossesse, sont très sujettes aux évanouissements, mais ceux-ci n'ont, en général, rien de grave. Une syncope nerveuse, mortelle au cinquième mois de la gestation, est certainement un fait très rare ; aussi, il me paraît probable que la femme dont parle De Lamotte a succombé à quelque affection du cœur. L'absence de renseignements sur l'état antérieur de cette femme, et le manque d'autopsie, laissent le champ libre à toutes les hypothèses et je choisis la plus plausible. Toutefois, je ne saurais disconvenir que l'on conçoit qu'une syncope, purement nerveuse, peut, au cinquième mois comme à une époque plus avancée, comme pendant le travail, comme après, se terminer par la mort. On le comprend surtout chez une femme chétive, nerveuse, hystérique, sujette aux spasmes ou aux défaillances. Chez elle, non-seulement l'état de grossesse augmente ces prédispositions, par une action toute mécanique, mais il exerce encore une action physiologique et vitale, dont on peut aisément se rendre compte, en se rappelant ce que j'ai dit des modifications intimes du sang chez la femme grosse et de la prédominance du système nerveux chez elle. Peut-être aussi ne faut-il voir là qu'une syncope produite par la réaction de l'estomac sur le centre phrénique; on sait que chez quelques femmes les troubles de l'appareil digestif ont une grande intensité, et qu'ils persistent pendant toute la durée de la grossesse.

Obs. XLIII.— *Syncope grave au début de la grossesse ; guérison.* — « A ce sujet, je rapporterai que je fus une fois appelé près d'une jeune dame d'une constitution lymphatique et nerveuse, sujette aux maux d'estomac, et qui commençait une première grossesse. Je la trouvai dans un état syncopal tellement grave, que sa mère et son mari la croyaient morte. Elle venait de prendre un peu de chocolat. Je la trouvai étendue sur son lit, à moitié déshabillée, la face pâle, sans pouls sensible et sans respiration apparente. Lorsque j'arrivai, on lui frottait les tempes avec du vinaigre et on lui faisait respirer un flacon d'éther. Je ne crus pas qu'il y eût grand'chose de plus à faire, aussi je me bornai à enlever ses oreillers pour faciliter l'accès du sang au cerveau, et fis continuer l'usage des mêmes moyens. Au bout de quelques instants, cet état si grave, qui durait depuis un quart d'heure environ, commença à s'amender, et la malade revint à elle insensiblement. Cette syncope s'est plusieurs fois renouvelée chez cette dame pendant les trois premiers mois de sa grossesse, mais sans être aussi effrayante. Ces accidents ne l'empêchèrent pas d'accoucher fort heureusement d'un garçon ; j'ignore s'ils se reproduiraient à une seconde grossesse. »

Ici la syncope paraît avoir été déterminée par l'irritation de l'estomac, irritation qui était fréquente chez cette dame, mais qui était rendüe plus vive par le début d'une grossesse, et peut-être aussi dans le cas présent par le léger repas que venait de faire la malade.

M. le docteur Higginbotton (1) a bien étudié la syncope due aux irritations gastriques chez les vieillards. Il a insisté sur l'importance qu'il y a de bien distinguer cette affection d'une congestion cérébrale avec laquelle elle a plus d'un rapport, car elle réclame un traitement tout opposé. Cette syncope sénile, au dire de l'auteur, est toujours le résultat d'une indigestion et doit être traitée par les vomitifs. Elle peut se présenter aussi chez les jeunes gens, mais elle n'est grave que chez les vieillards. Chez eux, elle peut être subitement mortelle, ou présenter des symptômes qui se rapprochent de ceux de l'indigestion et de l'apoplexie cérébrale. Comme elle est en réalité occasionnée par la réplétion de l'estomac, on la guérit en faisant vomir les individus, tandis que faute de recourir promptement à ce moyen, on s'expose à voir mourir le malade tantôt dans une vraie syncope, tantôt dans des convulsions, tantôt enfin dans un état apoplectique.

Il m'a semblé que cette forme de la syncope décrite par le médecin anglais pourrait bien être assez fréquente chez la femme grosse ou récemment accouchée, et avoir chez elle une gravité presque aussi grande que chez les vieillards anémiés, car celle-ci se rapproche en quelque sorte d'eux, par sa constitution souvent modifiée profondément par le fait seul de la puerpéralité. Comme le vieillard, la femme grosse est presque toujours un peu anémique ; comme lui, elle digère le plus souvent mal : le vieillard, parce qu'il mange beaucoup, mâche mal et insalive peu ses aliments ; la femme grosse, parce que son estomac est comprimé ou parce qu'il est le siége d'une susceptibilité nerveuse spéciale dont j'ai eu déjà l'occasion de parler. Enfin, chez la femme grosse comme chez le vieillard, l'élément nerveux semble prédominer. Toute-

(1) *The Lancet*, extrait dans le *Journal des connaissances médicales*, 1857.

fois ces points de ressemblance n'empêchent pas qu'il ne faille établir
de grandes différences dans l'étiologie et le traitement. Ainsi le vomissement, utile chez les vieillards qui ont l'estomac trop rempli, ne saurait l'être chez la femme grosse, car chez elle il n'y a que bien rarement
plénitude, et d'ailleurs, en sollicitant les contractions de l'estomac, on
augmenterait encore la susceptibilité nerveuse de cet organe. Cette susceptibilité suffit seule à provoquer chez elle des vomissements parfois
opiniâtres et qui sont quelquefois suivis de syncope.

Il me reste donc seulement à rechercher comment l'irritation des
voies digestives peut devenir une cause de syncope, et je crois avoir
déjà dit qu'il y a alors suspension de l'action nerveuse ganglionnaire.
La sensibilité des ganglions semi-lunaires est extrême, et M. Brown-
Sequard a expérimentalement démontré, dans un mémoire présenté
l'an dernier à l'Académie des sciences, que les lésions de ce petit centre
nerveux si sensible arrêtent les battements du cœur, ou du moins que
ses battements deviennent alors plus lents. M. Flourens avait déjà
observé que la mort instantanée pouvait être le résultat d'une lésion
du nerf grand sympathique abdominal. Or, on ne saurait nier que les
irritations gastriques, quelles qu'elles soient, sont de nature à réagir
puissamment sur le centre phrénique. Ces courtes réflexions vont
trouver leur application à propos de plusieurs des observations qui
vont suivre.

Le mémoire de M. Mac-Clintock, auquel j'ai déjà emprunté plusieurs
faits, en contient quelques-uns dans lesquels cet auteur rapporte la
mort à l'asphyxie idiopathique. Le premier est celui que le professeur
Beatty a publié. « Recueilli par lui chez une femme bien portante, âgée
de quarante ans, qui était parvenue au neuvième mois de sa grossesse.
Elle accusa tout à coup de la faiblesse et quelques envies de vomir.
Presque immédiatement après elle tomba morte. Le corps fut examiné
avec le plus grand soin et l'on ne trouva pas d'autres altérations que
celles qui caractérisent l'affection dite asphyxie idiopathique. »

Dans ce cas la syncope survint sans prodromes ou du moins ils furent
très courts, contrairement à ce qui se passe d'ordinaire, la maladie
s'annonçant, dans la plupart des cas, par des bourdonnements, des
vertiges, un état de malaise indéfinissable, etc. Ici, rien de tout cela ;
le premier symptôme est une faiblesse avec envie de vomir ; et c'est

encore là un point de similitude entre la syncope des femmes en couches et celle des vieillards; chez ceux-ci, en effet, il y a peu ou point
de prodromes. La faiblesse ne saurait être regardée comme un signe
précurseur, elle est le premier stade de l'accident. Quant à l'envie de
vomir elle paraîtrait indiquer que l'état nerveux de l'estomac n'a pas
été sans influence sur la cause de cette mort. Lorsqu'une femme succombe pendant le travail ou peu de temps après l'accouchement, on
peut admettre un épuisement produit par la douleur, mais cette interprétation est tout à fait impossible quand la mort a lieu d'une manière
aussi instantanée, avant le travail et chez une femme bien portante.
L'explication que je propose peut n'être pas la véritable, mais elle a
du moins pour elle des probabilités.

Voyons maintenant quelques exemples de mort subite, très peu de
temps après le travail, et cherchons, à défaut de lésions anatomiques,
l'explication qui conviendra le mieux pour chacun d'eux. « M. Chevalier,
dans son mémoire sur l'asphyxie idiopathique (1), rapporte le fait d'une
mort subite chez une dame, accouchée, trois quarts d'heure auparavant,
de deux jumeaux. Il pratiqua lui-même l'examen du cadavre, et tout ce
qu'il observa le porta à conclure que la mort ne pouvait être attribuée
qu'à cette espèce particulière d'asphyxie (2). »

L'autopsie ayant été faite avec soin, on doit éloigner dans cette observation, comme dans la précédente, l'hypothèse d'une coagulation du
sang dans le cœur ou dans les gros vaisseaux, celle d'un développement
spontané de gaz dans les veines, celle d'une absorption d'air par les
sinus utérins, etc. Il y eut purement et simplement syncope nerveuse
ou asphyxie idiopathique, si l'on préfère cette expression. Mais la cause
de cet accident peut être rapportée à plusieurs chefs qui, probablement,
ont eu chacun leur part d'influence sur l'événement, sans qu'aucun d'eux
ait eu peut-être assez de puissance pour le produire à lui seul. En première ligne, je signalerai l'ébranlement du système nerveux par le
travail, ébranlement qui existe même dans les accouchements faciles
et dont j'ai déjà longuement parlé. En second lieu, je rappellerai que
la capacité des individus pour la douleur est bien loin d'être la même
pour tous, et qu'il se peut que le sujet de cette observation ait été une

(1) *The Medico-Chirurgical Transactions*, tome I.
(2) *Loc. cit.*

personne très impressionnable et très sensible. Ces deux causes, du
reste, ont une résultante à peu près unique, qui est la sidération nerveuse. Maintenant on peut encore admettre comme ayant eu une part
dans l'accident, les changements brusques survenus dans la circulation,
par suite de la déplétion rapide de l'utérus, cette femme étant accouchée
de deux jumeaux, il est probable que son ventre était plus distendu que
si elle eût eu une grossesse simple, et la circulation, en reprenant son
cours normal, a pu produire sur le cœur un étonnement plus considérable que dans un cas d'accouchement non gémellaire. Mais on ne signale dans l'observation, ni hydropisie de matrice, ni évacuation rapide
des eaux, de sorte qu'on ne peut encore accorder à la déplétion de
l'abdomen qu'une influence minime, et cette influence doit exister à peu
près au même degré dans tous les accouchements. Il n'est pas fait mention que cette femme ait éprouvé aucune impression morale vive, c'est
donc encore une cause de mort à éliminer. On est, en résumé, très
embarrassé pour établir la cause présumée, et à plus forte raison, la
cause réelle de cette mort. Tout porte à croire qu'il la faut chercher dans
des conditions spéciales à la malade, qui ont pu donner à l'une ou à
plusieurs des causes qui viennent d'être passées en revue une énergie
qu'elles n'ont pas d'ordinaire. Par malheur l'observation manque de
détails sur les symptômes qui ont accompagné la mort, et ceux-ci eussent peut-être mis sur la voie de sa cause probable, comme cela aura
lieu dans les deux observations suivantes :

Obs. XLIV. — *Syncope mortelle peu de temps après l'accouchement par suite d'épuisement.*
— « Une pauvre femme de l'hospice de la Charité, dit Davis, était en travail depuis cinq heures,
les membranes se rompirent, une très grande quantité d'eau s'écoula, et à dater de ce moment
elle se sentit excessivement faible ; éprouvant le besoin d'aller à la garde-robe, elle s'assit sur
un vase, se livra à quelques efforts et tomba évanouie. On se hâta de la placer dans une position horizontale ; mais on eut à peine le temps de la mettre au lit, elle était morte. — A l'autopsie on ne trouva rien qui pût expliquer la mort. —Denman, ajoute M. Cazeaux, de l'ouvrage
duquel j'extrais cette observation, cite aussi plusieurs cas où les femmes moururent subitement pendant le travail, sans qu'on pût se rendre compte de cette mort si prompte. »

Dans l'observation de Davis, on suit pas à pas l'agonie de sa malade.
Cette femme était pauvre, épuisée probablement par des privations antérieures, circonstance qui augmentait l'anémie occasionnée par la grossesse et diminuait d'autant sa résistance vitale. Cinq heures de travail

ne sont pas un temps bien long pour un accouchement, mais ce put être
beaucoup pour cette femme déjà épuisée. Une grande quantité d'eau
s'écoule, et il en résulte une faiblesse excessive ; ici, l'effet suit la cause
de trop près, pour qu'on en puisse contester l'influence. Le besoin de
garde-robe peut être lui-même considéré comme un signe de faiblesse
extrême chez cette femme. De plus, elle commet une imprudence grave
en s'asseyant sur un vase et en se livrant à quelques efforts de déféca-
tion. On conçoit parfaitement que dans l'état d'affaissement où elle se
trouvait le moindre mouvement devait déterminer une syncope. De
sorte que cette mort, pour n'avoir point été déterminée par une lésion
anatomique, n'est pourtant pas incompréhensible. Elle a été le résultat
d'un concours de circonstances, qui ont eu toutes pour effet d'anéantir
les forces de cette femme.

Obs. XLV. — *Syncope mortelle après l'accouchement, par affaissement.* — « M. Sandras a
communiqué au Comité de rédaction de l'Union médicale une observation qui a quelques rapports avec la précédente : « Une jeune femme à terme d'une grossesse qu'elle ne pouvait avouer,
se confia à un jeune médecin et accoucha heureusement après un travail de quelques heures
seulement. Deux heures et demie après, sans qu'il se fût rien passé d'insolite, l'accouchée se
plaint d'un malaise général et indéfinissable, ne produisant ni crise, ni douleur, ni mouvements
convulsifs. C'est un état d'anxiété indicible, c'est un affaissement graduel et rapide. Un accoucheur expérimenté est appelé et s'assure qu'il n'y pas d'hémorrhagie interne et que l'utérus
est revenu sur lui-même dans sa limite habituelle. Malgré tout ce que l'on put faire, le pouls
se ralentit, les téguments se refroidirent et la femme succomba (1). »

A défaut d'autopsie, nous sommes réduits aux hypothèses, pour expliquer cette mort si prompte. Mais je dirai, tout de suite, que je ne trouve
rien qui puisse mettre sur la voie d'une affection organique dans les
phénomènes qui accompagnèrent cette mort. Une hémorrhagie interne
méconnue ne pourrait être admise qu'autant qu'on mettrait en suspi-
cion l'habileté de l'accoucheur qui a déclaré qu'elle n'existait pas.
M. Forget, qui commente cette observation, en la rapportant dans
l'*Union,* serait tenté de se rendre compte de la mort par l'introduction
de l'air dans les veines utérines. Mais, si on se rappelle ce que j'ai dit
de cet accident et des circonstances qui favorisent son développement,
on comprendra assez difficilement qu'il ait pu se produire ici en dehors
de toute hémorrhagie, et l'utérus étant convenablement rétracté. Pour

(1) Chailly, *Traité pratique d'accouchement.*

moi, je croirais plus volontiers à un affaissement mortel déterminé par une contention morale longtemps soutenue. Cette jeune femme ne pouvait avouer sa grossesse. Lorsqu'elle se sentit délivrée, des sentiments bien variés durent l'agiter ; il dut se passer en elle quelque chose que nul ne saurait rendre, et ces émotions diverses n'ont probablement pas été sans influence sur la production de la catastrophe. Toujours est-il que la mort a eu lieu ici à peu près comme dans les cas précédents, par syncope ou asphyxie idiopathique.

M. Chailly emprunte encore à l'*Union médicale* le fait suivant qui avait été déjà communiqué par M. Depaul à la Société médicale d'émulation.

Obs. XLVI. — *Accidents nerveux, petite hémorrhagie, grande faiblesse ; mort trois heures après la délivrance.* — « Une jeune dame italienne, d'une faible complexion et habitant Paris depuis peu, qui avait eu déjà quatre enfants et cinq ou six fausses couches, redevint grosse. Comme sa santé était assez mauvaise, elle dut, sur le conseil de M. Depaul, garder la chaise longue. Six semaines avant son terme elle eut une petite hémorrhagie, et accoucha cependant heureusement à la fin du neuvième mois de sa grossesse. Elle perdit alors une certaine quantité de sang, mais insuffisante pour constituer une véritable hémorrhagie. Après l'accouchement, elle se sentit bien, quoique un peu faible ; l'utérus était en voie de retour, et rien ne faisait supposer une hémorrhagie interne. Cependant au bout d'une heure environ, la femme fut prise de douleurs très vives dans la région hypogastrique, qui revinrent par accès réguliers, et qui chaque fois furent suivies de mouvements convulsifs assez légers. En même temps les extrémités et généralement toute la surface du corps se refroidissaient. M. Depaul crut à l'existence de caillots sanguins dans le col, il en retira quelques-uns, mais trouva peu de sang. Très peu de temps après, la malade accusa de nouveau de vives douleurs dans le ventre et à la région du cœur. On appela M. Gueneau de Mussy, qui ne crut pas au danger de la malade et ne vit là qu'un état nerveux qui devait céder aux antispasmodiques. Cependant les accidents se renouvelèrent de cinq minutes en cinq minutes en s'aggravant ; il y avait défaillances, crainte de la mort, sueurs, douleur poignante de la colonne vertébrale, etc. En moins de trois heures cette femme était morte. »

M. Chailly, voulant expliquer ce fait, s'est demandé si cette femme ne mourut pas d'une hémorrhagie interne méconnue. Je ne saurais, pour mon compte, proposer une telle explication, lorsqu'un accoucheur aussi habile que M. Depaul assure qu'il n'y avait que peu de sang dans l'utérus. M. Am. Forget, commentant aussi cette observation, admet qu'à défaut de lésions constatées par l'autopsie, on ne peut chercher l'étiologie de l'accident que dans les hypothèses ; il serait dès lors tenté de croire que, eu égard à la constitution et à la débilité de cette dame, la perte, quoique faible, et les caillots trouvés dans le vagin, ont pu

constituer une véritable hémorrhagie. Il appelle aussi l'attention sur
les signes précurseurs qui ont révélé l'imminence de la mort, et propose de l'expliquer par l'introduction de l'air dans les veines de l'utérus, que les flexuosités de ces vaisseaux, dit-il, et le retour de l'utérus
ne rendent pas tout à fait impossible, bien que le *criterium* anatomique
manque. M. Depaul répond alors à M. Forget que rien dans ce fait ne
ressemble à l'hémorrhagie, qu'il n'y eut pas de syncope, pas d'affaiblissement des sens ni de l'intelligence ; que, quand à la seconde interprétation, il est très disposé à croire, jusqu'à l'autopsie, que la mort a été
déterminée par une lésion matérielle, mais que les sinus utérins étant
tortueux et revenus sur eux-mêmes, il est difficile d'y admettre l'introduction de l'air. M. Fournet prenant ensuite part à la discussion, ajoute
que les sinus, comprimés par les contractions, rejettent au lieu d'absorber ; puis il pense que l'accouchement étant une fonction naturelle,
l'état normal des vaisseaux ne peut causer la mort dans le moment où
la nature, si sage et si prévoyante, donne la vie. A cela, M. Gillette répond à son tour que la nature a ses vues et ses lois au-dessus de notre
intelligence, et que, dans sa sagesse, elle met parfois la vie à côté de
la mort ; exemple, le fait en question. Enfin, M. Chérest ayant dit que,
dans un cas semblable, il a calmé la douleur et guéri par le laudanum
en lavements, M. Depaul clôt la discussion en lui répondant que cette
médication a été inutilement employée dans le cas présent.

Dans cette discussion, la Société médicale d'émulation a laissé à chacun de ses membres la responsabilité de son opinion, et elle n'a pas
pris de conclusions. En somme, l'étiologie de cette mort n'a été éclair-
cie que médiocrement. Un mot sur les deux principales opinions qui
ont été soutenues. D'abord, une hémorrhagie proprement dite n'a pas
eu lieu, mais je serais assez porté à croire, comme M. Forget, qu'à raison de la constitution délicate et épuisée de cette femme, le peu de sang
qu'elle a perdu a constitué pour elle une véritable hémorrhagie. « Une
perte de sang même assez forte, dit M. Mac-Clintock (Mém. cit.), est
par elle-même souvent insuffisante pour occasionner la mort, mais après
un travail difficile et long, il ne faut souvent qu'une bien petite hémorrhagie. » A l'appui, il cite le fait suivant :

OBS. XLVII. — *Petite hémorrhagie ; accouchement laborieux ; mort une heure après la*
délivrance. — « M. le docteur Cappaidge, appelé près de la femme d'un fermier, qui était mère de

cinq enfants et très délicate, l'assista dans un travail pénible qui dura trois jours et trois nuits, et fut terminé par une application de forceps. Il y eut un grand affaiblissement, l'utérus ne revint pas franchement ; en comprimant le ventre, il s'écoula une petite quantité de sang, ce qui parut soulager. Vingt minutes après, la malade commença à gémir, à se plaindre, à jeter ses bras autour d'elle. L'utérus comprimé de nouveau expulsa quelques caillots. Il y eut à la fois prostration, avec agitation extrême, affaissement profond, faiblesse, intermittence du pouls, malgré les stimulants employés. Cette femme continua de s'affaiblir, et expira une heure après la délivrance. La quantité de sang perdu ne dépassait pas celle que les femmes perdent dans les mêmes circonstances sans présenter ni faiblesse ni syncope. »

Il est difficile de rencontrer une analogie plus grande que celle qu'il y a entre ces deux observations, et la cause de la mort me paraît avoir été la même dans toutes deux. Les deux femmes étaient délicates, leur constitution était épuisée par de nombreuses grossesses antérieures ; la première eut un accouchement facile, mais elle s'était mal portée tout le temps de sa grossesse ; la seconde eut un travail pénible et des plus longs. Chez toutes deux l'accouchement produisit un ébranlement considérable, chez toutes deux il fut suivi d'une grande soustraction de forces. Alors l'une et l'autre perdirent un peu de sang, ce qui contribua encore à augmenter leur faiblesse. Ce fut à ce moment que survinrent les accidents nerveux, et ils furent à peu près les mêmes dans les deux observations : défaillances, agitation, convulsions, prostration, petitesse du pouls, mort. M. Depaul a signalé de plus, chez sa malade, de vives douleurs dans le ventre, à la région précordiale, et dans la colonne vertébrale. Pour mon compte, il me semble qu'il y eut dans ces symptômes beaucoup de signes qui révélaient l'imminence d'une hémorrhagie. Mais ce n'est pas une raison absolue pour admettre que la mort ait été le résultat de cette cause, et que le peu de sang que ces femmes perdirent pût être chez elles l'équivalent d'une perte considérable. J'ai cité plus haut plusieurs observations dans lesquelles il n'y eut aucune espèce d'hémorrhagie, bien que les mêmes symptômes aient précédé la mort, qui eut lieu dans ces cas par épuisement nerveux. La seconde hypothèse, celle de l'introduction de l'air dans les veines utérines, n'est pas inadmissible, surtout chez la malade de M. Depaul, qui accusa une forte douleur à la région du cœur ; on se rappelle que cette douleur a souvent existé dans ce cas, mais cette hypothèse est peu probable, en raison de la rétraction de l'utérus et de l'absence d'hémorrhagie. Je pencherais, du reste, vers l'opinion de M. Fournet, qui a dit à ce sujet que l'état normal des vaisseaux utérins ne peut guère être une cause de mort au moment de l'accouchement. Il n'est du reste pas nécessaire de recourir à la supposition de l'introduction de l'air dans les veines pour expliquer ces deux morts subites, qui me paraissent avoir été le résultat pur et simple de la faiblesse extrême de ces deux femmes. Dans cette troisième hypothèse, il me reste à rechercher quel est alors le mécanisme de la mort, et à compléter ainsi ce que j'ai déjà dit de la mort subite des femmes en couches par épuisement.

Pour cela, je rappellerai d'abord que toutes les fonctions de l'économie sont solidaires les unes des autres. Ce principe établi, il ne faut qu'en suivre les conséquences pour se rendre compte de la manière dont la mort peut avoir lieu dans tous ces cas. Tous ou presque tous ont été observés chez des femmes lymphatiques, délicates, d'une constitution ruinée et éminemment nerveuses. Chez celles-ci, les modifications imprimées à l'organisme par la grossesse sont plus appréciables que chez les femmes d'un meilleur tempérament. L'état chloro-anémique du sang est plus prononcé, car cet état, qui préexistait à la gestation, est augmenté par elle. Les centres nerveux, recevant un sang moins riche, sont moins normalement excités; de là, de l'irrégularité dans l'accomplissement des fonctions nerveuses, qui se traduit le plus souvent par une grande excitabilité et par une mobilité excessive du système. Les changements survenus dans le sang et dans l'innervation réagissent à leur tour sur les organes les plus importants de la vie. L'estomac fait mal ses fonctions, les digestions sont difficiles, etc., par suite de quoi l'anémie augmente encore. Le cœur, de son côté, bat moins fort et moins régulièrement, tant parce que le sang qu'il reçoit est moins riche et exerce sur lui une action excitative moindre, que parce que l'influence nerveuse lui fait défaut ou du moins ne lui arrive pas d'une manière normale. De là, un pouls plus petit, souvent plus fréquent, de là aussi des palpitations, des mouvements tumultueux, en un mot, des irrégularités souvent très grandes dans le rhythme des battements cardiaques. Enfin, le poumon subit aussi de nombreuses modifications dans sa fonction. Non-seulement cet organe reçoit un sang moins riche et moins propre à l'hématose, mais ce sang ne lui arrive plus avec la même régularité; la force de l'ondée sanguine est nécessairement subordonnée à l'intensité des battements du cœur, tantôt celle-ci amène plus de sang qu'il ne faudrait, tantôt moins. De plus, l'innervation du poumon est aussi profondément troublée, et toutes ces circonstances réunies rendent la respiration très incomplète, très imparfaite. A ces causes de trouble, qui sont physiologiques, il faut encore ajouter des causes mécaniques ou de compression.

C'est dans ces conditions, d'autant plus défavorables que la femme est moins en état de leur résister, que l'accouchement se fait. Celui-ci porte dans l'économie une perturbation nouvelle, et si les forces vitales sont déjà très compromises, il ne sera nullement surprenant de les voir s'éteindre tout à fait, soit pendant le travail, soit peu de temps après. Le plus souvent alors la mort aura lieu dans une syncope, car la circulation est la fonction qui éprouve après l'accouchement le plus brusque changement. D'une part, la femme perd toujours une certaine quantité de sang; mais, d'autre part, les pressions auxquelles étaient habitués les vaisseaux et le cœur cessent tout à coup; une portion du sang contenu dans les sinus utérins est refoulée dans la circulation générale, par suite du retrait de la matrice; ou bien encore cet organe rétracté ferme ses vaisseaux, et la grande quantité de sang qu'ils avaient l'habitude de recevoir se trouve forcée de prendre un autre cours, etc. On conçoit aisément que chacune de ces circonstances est de nature à favoriser et même à déterminer une syncope, surtout chez une femme délicate et fatiguée par la douleur. Il s'opère alors un mouvement de fluctuation vers le cœur, auquel cet organe, qui fonctionne déjà mal, peut bien n'être pas insensible. Le poumon a presque toujours sa part dans la commotion, seulement le trouble apporté dans la respiration est moins immédiat, puisque le sang, avant d'arriver au poumon, doit traverser le cœur. Si une syncope, ou même une simple défaillance a lieu, l'asphyxie commence aussitôt, parce que le sang n'arrive plus au poumon ou ne lui arrive plus en quantité suffisante. On voit tout de suite que, dans ces cas, il est souvent difficile de dire si la femme succombe à une syncope ou à une asphyxie.

Mais le système nerveux est surtout fortement ébranlé par l'accouchement, et je crois l'avoir démontré assez pour n'avoir nul besoin d'y revenir ici. Cet ébranlement est du reste un fait admis par tous les accoucheurs. Il doit être, toutes choses égales d'ailleurs, plus considérable chez les femmes faibles et irritables, et il doit être également augmenté par les troubles variés de la circulation et de la respiration.

Les centres nerveux ne reçoivent plus alors qu'un sang mal oxygéné et dont la crase a subi des changements importants, puis ce sang ne leur est pas distribué avec toute la régularité désirable, de sorte que leur action en peut souffrir beaucoup. Si, dans de telles circonstances, une femme venant d'accoucher éprouve une légère syncope, une simple faiblesse, un peu d'embarras dans la respiration, sous l'influence de l'une des causes qui viennent d'être signalées, il se pourra que l'innervation cérébro-rachidienne soit elle-même trop affaiblie pour réagir sur le cœur et sur le poumon, d'autant que l'affection dont ces organes seront le siége contribuera par elle-même à amoindrir la force nerveuse. Alors un accident qui eût été sans importance chez une femme forte et dans de bonnes conditions physiologiques, deviendra très sérieux et même promptement mortel chez celle qui est délicate ou qui a déjà beaucoup souffert.

En pareil cas, il me semble que c'est à l'épuisement nerveux qu'il convient de rapporter directement la mort, car si l'influence nerveuse n'eût pas fait défaut, le principe qui en émane se fût en quelque sorte accumulé vers l'organe en péril, de manière à le solliciter vivement et à balancer par ses décharges successives l'effet de la cause qui arrêtait son action. Quelquefois alors la lutte entre la vie et la mort peut se prolonger un certain temps; ce qui reste à la femme de forces vives se concentre pour rétablir la fonction en péril; celle-ci se ranime en effet, mais la cause destructive persistant et la puissance nerveuse ayant besoin de repos pour se renouveler lorsqu'elle a fait un effort considérable, le danger renaît et la mort a lieu après un nombre d'oscillations plus ou moins grand. Enfin, il se peut que la mort suive une voie plus courte. La femme, après avoir assez bien supporté les fatigues du travail, peut être à bout de forces; il y a alors une dépression soudaine et complète des forces nerveuses; elle meurt subitement et sans qu'aucun prodrome annonce l'événement. On conçoit que dans ces cas l'autopsie est nécessairement muette, et c'est à cette forme de la mort que les auteurs paraissent avoir donné plus particulièrement le nom d'asphyxie idiopathique. Il ne faut parfois, pour amener ce résultat, qu'une cause bien minime, car, surajoutée à l'état de faiblesse qui existe déjà, elle suffit pour rompre à jamais les rapports du principe vital avec l'organisme. Une impression morale, même légère, un effort de la nouvelle accouchée pour se lever ou se retourner dans son lit, etc., paraissent des causes capables de déterminer la mort dans ces conditions.

En résumé, la mort n'est consommée que lorsque la puissance nerveuse est anéantie, soit que le système nerveux central ait été frappé le premier et directement, soit que ce système ait reçu le contre-coup alors que le cœur ou le poumon ont été les premiers atteints. Après tout, c'est toujours à fomenter l'action nerveuse qu'il faut s'appliquer alors pour conjurer une mort imminente. Les stimulants et les cordiaux sont donc les meilleurs moyens à employer. Les uns et les autres ont pour premier effet de réchauffer la mourante à l'intérieur et à l'extérieur. Or, nous savons déjà que soutenir la chaleur est un bon moyen de prolonger la vie près de s'éteindre. Les cordiaux, vins généreux, bouillons, etc., augmenteront directement la force nerveuse s'ils sont administrés assez à temps pour être digérés, car celle-ci a besoin d'un aliment, et comme l'a dit Mueller, « elle s'accroît seulement par une reproduction incessante de toutes les parties de l'organisme entier. » Pour les stimulants, « ils sont utiles dans l'affaiblissement, dit le même auteur, non parce qu'ils rendent l'irritabilité nerveuse plus forte, mais parce qu'une partie stimulée fait plus vivement appel aux moyens reproducteurs, et qu'ainsi elle répare plus facilement ce qui lui manque. » L'action des stimulants est donc très précieuse, bien qu'elle ne soit pas directe, mais parce qu'elle est prompte et énergique. On peut espérer que pendant que la vie se maintient avec leur aide, la nature fera un effort conservateur suprême. Dans tous les cas, ils doivent être appliqués de préférence sur les organes les plus importants : à la région précordiale, vers le centre épigastrique, le long du rachis. Un peu plus tard, et quand il s'agira seulement de soutenir leur effet, on les éloignera des centres de la vie : dans ce but, on pourra compter beaucoup sur des vésicatoires ou des sinapismes promenés le long des extrémités. Dans un cas de syncope, on ne doit pas non plus négliger la position à donner à la mourante : elle doit être telle que l'abord du sang au cœur et au cerveau soit le plus facile possible. La respiration d'une odeur forte, la titillation du voile du palais et de la partie supérieure du larynx est encore utile, parce que c'est un moyen de surexciter les nerfs pituitaires et laryngés et d'agir assez directement sur le cerveau.

Dans l'asphyxie, la respiration se fera quelquefois mieux dans la position demi-assise. Enfin, jamais on ne devra abandonner une femme sans avoir épuisé et pendant longtemps tous les moyens de la rendre à la vie. Encore fera-t-on bien de se rappeler alors les exemples de léthargie prolongée qu'a enregistrés la science et dont j'ai rapporté quelques-uns observés chez les femmes en couches, et il sera prudent d'entretenir une chaleur convenable autour de la morte, tant qu'on n'aura pas constaté d'une manière bien positive les signes certains de la mort.

Je n'ai plus à parler maintenant que de la mort subite qui survient à une époque assez éloignée de l'accouchement. Je puis dire tout de suite que la plupart de ces morts peuvent être expliquées par les réflexions qui précèdent, et quand elles ne sont qu'imminentes, les moyens de traitement sont encore ceux qui viennent d'être indiqués.

La Société de chirurgie s'est occupée (séance du 7 janvier 1852) de la question des morts subites des femmes en couches ; comme les faits qui lui ont été soumis rentrent précisément dans la catégorie de ceux qui me restent à examiner, je vais commencer par présenter le résumé de ces faits et une analyse sommaire de la discussion à laquelle ils ont donné lieu. « Les morts subites puerpérales, a dit M. Robert, peuvent être rangées en deux classes : celles qui se produisent en quelques instants ou quelques heures après la délivrance, et celles plus tardives qui ont lieu au bout de quelques jours et même de plusieurs semaines, au milieu des conditions générales de santé qui empêchent de prévoir ce fatal événement. » Tels sont les trois cas dont il a été témoin dans sa clientèle et que voici :

Obs. XLVIII. — *Mort subite le neuvième jour.* — « Une jeune femme, âgée de vingt-cinq ans, déjà deux fois mère, et qui probablement avait été impressionnée vivement par la crainte des événements politiques, se décida à aller faire ses couches à Versailles. Elle fut très heureusement délivrée, et rien de particulier ne survint. Sa santé était des plus florissantes, lorsqu'au neuvième jour, étant assise sur son lit et se disposant à prendre son repas, elle s'affaissa sur elle-même et mourut subitement, sans qu'il fût possible de lui porter le moindre secours. »

Obs. XLIX. — *Mort subite le seizième jour.* — « Une autre jeune femme, mère de plusieurs enfants, mourut au seizième jour de sa couche, tandis qu'encore couchée, elle s'occupait du soin de sa toilette. »

Obs. L. — *Mort au seizième jour.* — « Une autre femme, mère aussi de plusieurs enfants, succomba de même au seizième jour, au moment de prendre son déjeuner. »

L'autopsie manque dans ces trois faits; mais il est probable qu'elle n'eût rien appris, pas plus du reste qu'elle n'apprit dans celui qui suit et que M. Danyau communiqua à la Société quand M. Robert eut cédé la parole.

Obs. LI. — *Mort subite le vingtième jour après l'accouchement ; autopsie; cœur graisseux.* — « La femme d'un notaire, jouissant d'une santé excellente en apparence, d'un remarquable embonpoint, faisant peu d'exercice d'ordinaire, et qui éprouvait sous l'influence de la marche un peu d'oppression, était arrivé au vingtième jour d'un accouchement qui avait été fort simple, et dont les suites avaient été des plus naturelles. Elle se levait depuis plusieurs jours, et avait repris sa manière de vivre habituelle, sans toutefois sortir de son appartement. M. Danyau, l'ayant visité à onze heures du matin, la trouva un peu inquiète et préoccupée d'un écartement de la ligne blanche, dont elle s'exagérait les conséquences, et d'une maladie grave de sa belle-mère. M. Danyau la quitta après avoir ramené un peu de calme dans son esprit. Une heure et demie après cette visite, elle causait avec son beau-père, qui l'engageait à déjeuner. Elle passa dans un petit salon voisin ; au même instant, elle se plaint d'étouffer et s'affaisse sur elle-même; son beau-père se précipite et ne relève qu'un cadavre. — L'autopsie fut faite avec le plus grand soin ; on ne trouva d'air ni dans les veines, ni dans le cœur, qui était *légèrement graisseux ;* pour seule lésion, un peu de vascularisation du péricarde et une cuillerée de sérosité limpide dans la cavité de cette séreuse.

» Cette description, ajoute M. Danyau, est la même pour les cas que MM. Dubois, Moreau et Baudelocque m'ont rapportés; la mort a toujours été rapide et imprévue. Quant aux lésions elles échappent jusqu'ici aux investigations des anatomo-pathologistes. Toutefois, M. Danyau fait encore observer que l'état graisseux du cœur a été noté en Angleterre comme prédisposant à ces morts subites, et que dans le dernier volume des transactions adressé à la Société de chirurgie, on trouve parmi les cas de mort subite par le fait de l'état graisseux du cœur deux observations de femmes récemment accouchées. Cependant cette étiologie des syncopes ultimes n'a pas une grande valeur à ses yeux, et les époques éloignées de l'accouchement auxquelles ces morts subites ont lieu, ne lui permettent pas davantage de les rapporter à l'introduction de l'air dans les veines utérines. On est donc encore réduit aux hypothèses.

» M. Robert émet alors l'hypothèse que la cause de ces syncopes mortelles pourrait bien se trouver, au moins comme prédisposition, dans l'état de chloro-anémie signalé récemment par M. Cazeaux chez un grand nombre de femmes pendant la grossesse.

» A cela, M. Danyau répond que dans son observation la femme n'était point chlorotique, que, du reste, les syncopes sont des accidents fréquents de la grossesse, et qu'elles peuvent être extrêmes et fréquentes sans que l'accouchement en soit influencé. Il n'y a donc, pour lui, aucun rapport entre ces syncopes et la syncope ultime, dont il est question ici.

» M. Boinet demande à son tour, si le fait d'être couché longtemps, qui peut déterminer des étourdissements même chez les personnes en bonne santé, ne peut chez les malades qui auraient perdu beaucoup de sang, jouer un certain rôle dans la syncope mortelle. »

Je ne sache pas que la question ait fait quelques progrès depuis cette discussion. Les deux dernières observations de M. Robert sont trop succinctes pour être commentées ; quant à la première elle manque

aussi de plusieurs détails d'autant plus importants que l'autopsie n'a pas
été faite. Aussi est-il impossible de déterminer rigoureusement quelle
fut la cause de la mort dans ce cas. J'éliminerai d'abord l'introduction
de l'air dans les veines utérines et l'hémorrhagie interne. Au neuvième
jour, ces deux causes sont peu probables, surtout chez une femme qui
n'avait pas éprouvé d'accidents antérieurs. Il pourrait n'en être pas de
même du développement spontané d'un fluide gazeux dans le torrent
circulatoire; nous avons vu que cet accident survenait sans signes précurseurs, que la mort était alors le plus souvent instantanée et que la
femme grosse ou récemment accouchée se trouvait peut-être plus que
tout autre dans les conditions qui favorisent ce développement. Cependant il n'est guère possible d'accorder une grande valeur à cette cause
dès que l'autopsie n'a pas été faite. La formation de concrétions sanguines dans le cœur ou dans les gros vaisseaux est encore un fait possible. Ces concrétions sont surtout favorisées par l'état de débilité
extrême dans lequel se trouvent parfois les nouvelles accouchées; or,
il n'est pas fait mention que la malade de M. Robert fût dans un pareil
état. Il est vrai qu'elle avait éprouvé de l'inquiétude pendant le cours
de sa grossesse, et qu'elle avait eu déjà deux enfants, ce qui avait pu
affaiblir sa constitution. Enfin, elle mourait au moment où elle venait
de s'asseoir sur son lit, c'est-à-dire après avoir fait un mouvement un
peu étendu et un peu brusque; et nous savons par les observations
antérieures qu'il n'en a quelquefois pas fallu davantage pour déterminer
chez une nouvelle accouchée un peu plus d'activité dans la circulation,
et par suite un dépôt de l'excès de fibrine que leur sang contient presque
toujours. Je rappellerai aussi que c'est vers le neuvième jour et même
au delà, que les phlegmasies blanches débutent d'ordinaire chez les
nouvelles accouchées. Si, comme j'ai essayé de le démontrer dans une
autre partie de ce travail, il y a quelque analogie entre les causes qui
favorisent l'oblitération des veines des membres, oblitération qui donne
lieu à l'œdème douloureux, et la formation des concrétions sanguines
dans le cœur et les vaisseaux afférents, on sera porté à accorder une
certaine valeur à cette hypothèse. Mais toujours est-il que son exactitude aurait besoin d'être constatée par des ouvertures nombreuses.
Aussi je n'oserais pas dire que telle fut la cause probable de la mort de
la malade de M. Robert. Je ne dis rien de la possibilité d'une péri-

tonité latente, parce que rien ne peut en faire présumer l'existence ici. C'est par la même raison que je ne parle pas d'une affection du cœur ou du poumon ; il est probable que celle-ci n'existait pas puisque les détails de l'observation n'en font pas mention. Il ne reste plus pour expliquer cette mort que l'hypothèse d'une asphyxie idiopathique, c'est-à-dire d'une syncope purement nerveuse et survenue en dehors de toutes les causes habituelles de la syncope. J'ai déjà fait voir que les conditions dans lesquelles se trouve une femme qui vient d'accoucher la prédisposent à cette espèce de syncope, je n'ai plus qu'à rechercher si ces conditions peuvent persister plusieurs jours après la délivrance.

Lorsqu'on tient compte des modifications nombreuses que la grossesse et l'accouchement ont imprimées à toute l'économie de la femme, on ne saurait admettre que, par le fait seul de la délivrance, ces modifications viennent à cesser d'une manière instantanée. Il y a plus, c'est que ces modifications auxquelles la femme s'est habituée insensiblement, parce qu'elles sont la conséquence d'un état qui s'est produit lentement et qui, après tout, est physiologique, finissent par faire en quelque sorte partie de la constitution normale de la femme, d'où il suit que toute modification nouvelle un peu brusque devient pour elle une cause de perturbation alors même que le changement survenu a pour effet de rétablir le premier état normal. Cette considération n'est pas seulement théorique, elle s'appuie sur des faits bien avérés et bien connus de tous les accoucheurs, à savoir, que le travail de l'accouchement et ses suites ébranlent fortement tout le système de la femme et qu'il lui faut un certain temps pour s'en remettre. Mais ce qui ne paraît pas avoir fixé l'attention jusqu'ici, c'est que l'état puerpéral n'est pas seulement l'expression de la secousse générale que l'accouchement a produite et des sévices locaux qu'il a pu déterminer ; mais qu'il est encore entretenu par le retour de l'organisme à ce qu'il était avant la grossesse, et que ce retour, en ne s'opérant pas d'une manière franche et régulière, peut amener dans la santé de la femme de nouveaux dérangements et jeter une perturbation profonde dans le jeu de ses principales fonctions.

Celles qui sont le plus immédiatement influencées sont, comme je l'ai déjà démontré, l'innervation et la circulation. Ce sont aussi ces deux fonctions qui doivent, pendant tout le temps que dure l'état puerpéral, être le plus souvent exposées à des troubles variés. Les effets de l'accouchement sur le système nerveux peuvent se prolonger d'autant plus que la femme est, par sa constitution ou par les circonstances qui l'entourent, plus prédisposée aux affections de ce système. Il est à remarquer que toutes les femmes dont il vient d'être question, de même que celles dont je vais encore rapporter les observations, appartenaient sinon à la classe riche, au moins à cette classe aisée qui vit presque toujours mollement et exagère les précautions en cas de maladie. Or chacun sait que la mollesse, l'excès de soins qu'on prend de sa personne, le défaut d'exercice, la nourriture recherchée, en un mot toutes les habitudes de luxe et de volupté, entretiennent et surexcitent vivement la susceptibilité nerveuse. Combien de femmes vaporeuses, hystériques même, qu'un rien fait tomber en faiblesse ou en pamoison, verraient finir leurs maux si elles pouvaient consentir à changer leurs habitudes de luxe et d'oisiveté; si leur imagination sans cesse tendue par la lecture frivole et entraînante, quand elle n'est pas lascive, des romans de l'époque, ou bien encore par la présence d'objets qui sont de nature a agacer les nerfs, pouvait se reposer. A toutes ces femmes, le meilleur traitement que le médecin puisse prescrire, c'est certainement de se livrer à des occupations simples et sérieuses, de prendre de l'exercice, de l'air, du soleil et de cesser de vivre dans l'atmosphère parfumée de leur boudoir ou à la lumière factice de leur salon.

Beaucoup de femmes, lorsqu'elles viennent d'accoucher, se mettent justement dans des conditions analogues. On leur recommande un repos absolu, utile dans les premières heures sans doute, mais qu'il ne faut pas prolonger outre mesure. Presque toujours on les soumet à une diète sévère, au moins jusqu'après la fièvre de lait, et c'est tout au plus si on leur permet alors de légers potages. Elles demeurent huit, dix, quinze jours et plus sans reprendre leur nourriture habituelle, et cela dans les circonstances où les suites de couches sont les plus simples, car je ne prétends pas qu'il faille rendre son régime ordinaire à une femme malade. Parfois on ne leur permet de quitter la position horizontale que le huitième ou dixième jour, et ce n'est encore que pour quelques heures. Un demi-jour règne dans leur appartement, l'air y manque souvent, quelquefois la chaleur y est accablante, puis viennent les visites, les conversations, les lectures, etc.; et la femme soumise à ce régime s'estime très heureuse quand elle peut sortir au bout d'un mois ou six semaines, tandis que la paysanne, la femme du peuple dont le système nerveux est moins irritable, est presque toujours tout à fait remise au bout de huit à dix jours et parfaitement en mesure de reprendre ses travaux habituels.

Voyons maintenant ce qui se passe du côté de la circulation. La composition intime du sang a été modifiée pendant la grossesse ; après l'accouchement ce liquide a tendance à reprendre sa composition physiologique. On se souvient que le sang contient alors plus d'eau et plus de fibrine, moins de globules et moins d'albumine. Cette composition du liquide nourricier, que j'ai montré être en harmonie avec les besoins de la femme grosse et du fœtus, me paraît l'être aussi avec ceux de la nouvelle accouchée. L'accouchement laisse toujours une faiblesse plus ou moins considérable, et il faut à la femme des matériaux de réparation assez abondants pour qu'elle se rétablisse promptement, et assez peu stimulants pour qu'ils ne fatiguent pas ses organes affaiblis. L'excès de fibrine que contient le sang me semble devoir fournir les matériaux de réparation, en même temps que le sang est moins excitant, par suite de l'augmentation du sérum et de la diminution de ses deux autres éléments. A mesure que la réparation s'opère, la composition du sang se rapproche de sa moyenne physiologique. La sécrétion lactée doit aussi concourir à la reconstitution normale du sang, car elle doit soustraire à ce liquide une bonne partie de son eau et de ses éléments solides, de sa fibrine surtout, si, comme le pensent plusieurs chimistes, les éléments albuminoïdes de l'économie sont tous isomères et susceptibles de se transformer les uns dans les autres, sous certaines influences. La nouvelle accouchée ne saurait être entièrement rétablie, tant que chez elle le sang n'est pas revenu à sa composition physiologique, et toutes les circonstances qui sont de nature à ralentir ou à suspendre ce travail sont aussi de nature à prolonger chez elle l'influence puerpérale. Je viens de dire que les précautions extrêmes auxquelles on soumet parfois les nouvelles accouchées ne me semblent pas toujours heureuses, parce qu'elles ont pour effet d'entretenir chez elles la susceptibilité nerveuse ; j'ajouterai que je crois qu'elles ont de plus l'inconvénient de prolonger l'anémie de la femme, en s'opposant à la reconstitution normale du liquide sanguin.

La femme qui vient d'accoucher a perdu beaucoup de forces ; il convient de lui en redonner immédiatement, et pour cela je suis dans l'usage d'accorder à mes malades du bouillon et un peu de vin pendant le travail, chaque fois qu'il se prolonge ou qu'il languit. J'ai vu quelquefois les douleurs se régulariser et se ranimer après l'ingestion de quelques gorgées de bon vin ou de consommé Aux femmes faibles et délicates, je permets même un léger repas, lorsque le travail est au début. Après l'accouchement, si la femme a perdu beaucoup, ou si elle me semble fatiguée, je lui fais donner tout desuite un peu de vin ou de bouillon ; je relève ainsi ses forces. Si elle doit nourrir, je lui rends le plus souvent des aliments solides, mais en petite quantité, même avant la fièvre de lait. Dans le cas contraire, je m'en abstiens, à moins d'indications spéciales. Pendant la fièvre, je me borne à des boissons légèrement diaphorétiques, à moins pourtant que je n'aie affaire à un sujet très anémié ; mais ceux-là ont peu de fièvre. Enfin, au bout de quelques jours, il me paraît souvent utile de donner un peu de fer ou de vin de quinquina. Cette manière de faire ne m'a jamais donné que de bons résultats, et presque toujours j'ai une convalescence franche et courte. Il va sans dire que ce traitement n'est pas appliqué aux femmes d'une constitution pléthorique ou chez lesquelles j'ai lieu de redouter le développement d'une affection puerpérale inflammatoire. Je ne dois pas avoir besoin d'ajouter non plus que tout en donnant le conseil de nourrir de bonne heure les nouvelles accouchées, il faut le faire avec assez de prudence pour ne pas donner lieu chez elles à un écart de régime.

Si je me suis bien fait comprendre, on a dû voir que je regardais l'hygiène sévère à laquelle on soumet souvent encore les femmes en couches, comme une des causes qui aggravent chez elles les effets de l'accouchement et qui les prolongent ; et comme il faut de plus tenir toujours compte de la solidarité des fonctions entre elles, il s'ensuit que si l'ébranlement nerveux persiste, les troubles de la circulation persisteront, et réciproquement. Par contre-coup, les fonctions du poumon pourront aussi se trouver compromises, en ce sens du moins qu'elles ne s'exerceront pas avec toute leur régularité ni avec toute leur énergie. La femme peut donc ainsi rester assez longtemps dans des conditions de santé assez analogues à celles où elle se trouvait peu de temps après son accouchement, et elle restera par là même susceptible d'être influencée par les mêmes causes.

En faisant à la malade qui fait le sujet de l'observation de M. Robert l'application de ces données physiologiques, je crois pouvoir expliquer sa mort par une syncope simple ou purement nerveuse. En effet cette femme jeune encore était à sa troisième grossesse, première cause probable d'épuisement. Pendant les derniers temps de cette grossesse, elle avait été impressionnée vivement par la crainte des événements politiques, ce qui l'avait déterminée à faire ses couches loin de Paris, seconde cause probable d'épuisement. Cette dame, qui était dans l'aisance, dut être, à raison même de ses craintes, l'objet de soin très particuliers et peut-être exagérés. Enfin tout porte à croire que ses inquiétudes ne se terminèrent pas avec son accouchement, car elle avait dû laisser à Paris des intérêts, son mari peut-être, etc. Ces causes réunies contribuaient encore à diminuer chez elles la résistance vitale, de sorte qu'un jour, en s'asseyant sur son lit, le sang put bien affluer au cœur avec un peu plus de force et y déterminer un mouvement de fluctuation que cet organe n'aura pas supporté. Ces conditions me paraissent, à bien peu de chose près, les mêmes que celles dans lesquelles se sont trouvées les femmes qui ont fourni le sujet des observations précédentes.

Un seul mot sur la malade de M. Danyau. Cette dame était très évidemment aussi dans les conditions que je viens de signaler : elle était aussi inquiète et agitée par la maladie de sa belle-mère et parce qu'elle venait de découvrir sur elle-même une infirmité à laquelle elle croyait sans doute une grande gravité. De plus, cette dame avait le cœur graisseux, et l'on doit se souvenir, qu'en traitant des affections du cœur, j'ai dû signaler cet état organique comme prédisposant à la mort subite par syncope. La dégénérescence graisseuse du cœur n'est point un état normal ; c'est même une affection qui devra infailliblement se terminer par la mort, lorsqu'elle sera arrivée à un certain degré. Si, lorsqu'elle est peu avancée, cette affection est parfaitement compatible avec la vie, et ne donne lieu à aucun symptôme qui puisse révéler son existence, il n'en est pas moins vrai que le cœur est alors malade. Dès lors cet organe est plus accessible aux causes capables de porter le trouble dans son innervation, et une modification même légère survenue dans le rhythme de ses battements par suite d'une émotion, d'un effort, ou de toute cause de nature à activer ou à ralentir la circulation, peut suffire pour produire une syncope mortelle, alors surtout que le sujet est déjà dans des conditions spéciales qui le prédisposent à la syncope. Je ne

crois pas utile d'insister davantage, et je vais terminer ce chapitre,
déjà très long, par l'exposé sommaire de deux ou trois observations
dans lesquelles la soudaineté de la mort ne me paraît pouvoir être expliquée que par des considérations semblables à celles que je viens de
présenter. J'aurai, par conséquent, très peu de chose à ajouter à ces
observations. L'une a été communiquée à l'*Union médicale* par M. Ville-
neuve, et est aussi rapportée par M. Chailly (1); les deux autres appartiennent encore au Mémoire de M. Mac Clintock.

Obs. LII. — *Mouvements tumultueux du cœur ; mort subite le vingt-sixième jour après
l'accouchement.* — « Une jeune femme de vingt-deux ans, primipare, fortement constituée,
accoucha naturellement, après un travail de quarante-huit heures. Six jours après, elle eut
une fièvre qui dura jusqu'au quinzième ou seizième jour, et que rien n'expliquait, si ce n'est
l'état saburral des premières voies. La malade semblait parfaitement guérie, lorsque le vingt-
sixième jour elle eut, pendant son sommeil, un mouvement convulsif qui la souleva de son
oreiller sur lequel elle retomba morte. Le pouls de cette malade, en général très régulier, cessait de l'être de temps à autre, et alors subitement, sans cause connue, il devenait d'une irrégularité extrême, et le cœur offrait des mouvements convulsifs, tumultueux, désordonnés,
impossibles à décrire. Ce phénomène, qui devait se reproduire plusieurs fois par jour, durait
d'une demi-minute à une minute et demie, puis cessait tout à coup et tout rentrait dans
l'ordre, sans qu'il en restât aucune trace et sans que la malade eût conscience de ce qui venait
de se passer en elle. Une seule fois on observa que ce phénomène coïncida avec une légère
impression morale. Ni la percussion, ni l'auscultation, ni le toucher ne faisaient percevoir le
moindre signe qui révélât la présence d'une lésion quelconque, soit thoracique, soit abdominale. Les battements du cœur n'étaient, même pendant les mouvements tumultueux, désordonnés, accompagnés d'aucun bruit anormal. »

   M. Forget ajoute à cette observation quelques réflexions très judicieuses ; il trouve qu'à part l'état fébrile qui se manifesta chez cette
malade, et dont il ne restait plus aucun vestige quand elle mourut, il
y a beaucoup d'analogie entre ce fait et ceux de M. Robert. « Cette analogie se trouve non-seulement dans la soudaineté et l'imprévu de l'accident, mais aussi dans l'absence de tout signe précurseur et de toute
lésion symptomatique appréciable qui puisse éclairer l'origine et les
causes d'un pareil accident. » Quant aux mouvements tumultueux du
cœur, ils rendent probable l'existence d'une lésion de cet organe, mais
ils ne l'impliquent pas nécessairement. Cependant M. Forget regrette
que les signes fournis par le cœur n'aient pas été plus exactement
décrits ; il regrette aussi que l'état fébrile, qui a duré dix jours, n'ait

(1) *Traité pratique des accouchements.* Paris, 1853, p. 733.

pas été mieux caractérisé, pour que le lecteur, dit-il, ne puisse établir de connexion entre lui et les troubles fonctionnels du cœur, peu de jours avant la mort. Faut-il, comme M. Forget, voir dans ces troubles du cœur des signes qui révélaient l'imminence de la mort subite? Ces mouvements tumultueux du cœur sont quelque chose de très anormal et de très extraordinaire. Cependant leur peu de durée, leur rémission complète, la régularité du rhythme de l'organe pendant la rémission, me font supposer qu'ils étaient liés à une de ces affections purement nerveuses et dont la matière est insaisissable. L'on conçoit qu'une telle affection put être le résultat de l'anémie qui est consécutive à l'accouchement et qui dut être augmentée ou du moins prolongée chez cette malade par un état fébrile assez prolongé. Cet état fébrile lui-même, attribué à un état saburral des premières voies, avait bien pu laisser au système nerveux de l'estomac une susceptibilité plus grande, et il se pourrait, à la rigueur, qu'une digestion pénible du repas du soir eût déterminé la mort subite par le mécanisme que j'ai décrit ailleurs. Quoi qu'il en soit, je ne crois pas qu'on puisse rallier ces mouvements tumultueux du cœur à une autre cause qu'à un état nerveux puerpéral, ni trouver à la mort subite de cette dame une cause plus probable que les fortes palpitations auxquelles elle était sujette depuis sa couche. Mais je n'oserais dire qu'il y eut dans ces phénomènes matière à révéler l'imminence d'une mort subite,

« Moi-même, dit M. Mac Clintock, je dois à l'obligeance de M. Barker la communication de deux cas observés par lui, il y a quelques années. Dans ces deux cas, la mort survint tout à fait subitement, alors qu'on s'y attendait le moins, très peu de jours après la délivrance. Une enquête judiciaire eut lieu, et M. Barker, chargé do pratiquer l'autopsie, ne put découvrir autre chose, pour rendre compte de la mort, qu'une flaccidité anormale du cœur, avec absence complète de sang dans ses cavités. »

Je ne ferai sur ces deux cas qu'une seule réflexion, applicable aussi à tous ceux dans lesquels l'autopsie a permis de constater la flaccidité du cœur et sa vacuité : c'est qu'un tel état pourrait bien être le résultat d'une anémie qui date déjà de loin. La flaccidité du cœur semble répondre à un affaiblissement de cet organe, moins nourri et moins excité parce qu'il ne recevait plus qu'un sang appauvri ; et la vacuité

des cavités cardiaques, indique assez clairement, je crois, que le mouvement de systole a été le dernier, et par conséquent que l'innervation
s'est éteinte la première, c'est-à-dire que la mort a eu lieu par le
cerveau. D'après les recherches de Devergie, les choses ne se passe-
raient pas tout à fait ainsi dans la syncope véritable, dans celle où
l'action du cœur vient à être soudainement paralysée et cesse la première. Alors, en effet, le cœur n'est ni plein ni vide, mais il y a distribution uniforme du sang dans ses cavités, comme dans toutes les
veines du corps; le sang occupe après la mort à peu près la même
place que pendant la vie. La théorie, à défaut de l'observation directe,
eût pu conduire à ce résultat. D'après cela, la vacuité du cœur implique
une mort d'une nature différente. Le cœur ne meurt pas le premier;
c'est l'influence nerveuse générale qui, faisant défaut, entraîne l'arrêt
de ces battements, et la mort est réelle déjà que ceux-ci s'exécutent
encore automatiquement tant qu'il n'a pas épuisé la dernière charge
nerveuse qu'il a reçue. Lorsque le dernier mouvement de systole a lieu,
le cœur reste vide, parce qu'aucune puissance ne sollicite plus le sang
à envahir ses cavités.

Cette théorie de la syncope nerveuse, ou asphyxie idiopathique des
auteurs anglais, peut servir de contre-preuve aux opinions que j'ai
émises sur la cause probable de la mort subite des femmes en couches,
alors que cette mort paraît indépendante de toute lésion anatomique.
La flaccidité du cœur et la vacuité de ses cavités s'expliquent aisément
par la richesse moins grande du sang de la nouvelle accouchée, et par
l'abaissement de ses forces nerveuses. Si cet abaissement est trop considérable, la mort est imminente; s'il y a épuisement complet, elle
est inévitable.

Je trouve encore dans mes notes le fait suivant :

« Merriman, sous le nom de *dystocia syncopalis*, rapporte qu'un
accoucheur fut appelé pour donner ses soins à une jeune femme,
enceinte de son premier enfant et à terme. Le travail était commencé,
et lorsqu'il se fut retiré, il survint une syncope sans cause connue. A
son retour, on lui fit part de cette circonstance ; mais comme la malade
paraissait parfaitement bien, on n'y fit aucune attention, et la délivrance
s'opéra heureusement sans aucun symptôme fâcheux. Trois jours après
l'accouchement, on lui fit prendre un purgatif, et, pendant qu'elle

allait à la garderobe, elle tomba à la renverse et expira immédiatement. »

J'ai déjà rapporté deux observations de ce genre (obs. XXVII et XLIV). Une partie des réflexions qu'elles m'ont suggérées sont applicables ici ; mais, indépendamment des motifs que j'ai fait valoir dans les deux autres cas, pour expliquer la mort, il faut, je pense, tenir compte dans celui-ci de la syncope qui eut lieu pendant le travail ; syncope qui n'excita peut-être pas assez l'attention de l'accoucheur, car elle annonçait une prédisposition à cet accident, et sans doute aussi un affaissement déjà très grand des forces nerveuses chez cette femme.

CHAPITRE HUITIÈME.

RÉSUMÉ. — CONCLUSIONS.

Arrivé au terme de ce long travail, il me paraît utile d'en résumer les points principaux. Je trouverai en même temps l'occasion de placer quelques considérations qui ressortent plus ou moins directement de ce qui précède, et de cette manière j'espère exposer avec brièveté et dans son ensemble la question des morts subites puerpérales.

« Les morts subites des femmes enceintes, en travail ou accouchées, dit M. Devilliers, peuvent dépendre de maladies étrangères à la grossesse, tenir à des accidents du travail ou à ses suites, enfin rester douteuses quand à leur nature ou à leur origine. » Cette division, exacte en théorie, ne paraît pas devoir l'être autant dans l'application ; il paraît, en effet, assez difficile de comprendre que l'état de grossesse puisse être tout à fait étranger à la mort subite, alors même que cet accident reconnaît pour cause principale une maladie qui n'a aucun rapport avec cet état. L'influence qu'il exerce sur l'économie de la femme est en effet de nature à retentir toujours d'une manière fâcheuse sur la marche de cette maladie et à hâter sa brusque terminaison. La même réflexion s'applique aux morts subites syncopales, dont l'origine paraît douteuse à M. Devilliers. Dans celle-ci, dit cet auteur, « la mort survient sans causes comme sans lésions appréciables, sans hémorrhagies antérieures ; les femmes succombent tout d'un coup, plusieurs heures ou plusieurs jours après l'accouchement, et au milieu des apparences de l'état de santé le plus régulier. » Des événements semblables ont été observés chez la femme en dehors de la grossesse et même ·chez l'homme; mais, en rapprochant ces faits de ceux qui se produisent quelquefois dans l'état puerpéral, on peut aisément se convaincre que presque toujours les personnes frappées de ces morts imprévues étaient dans les conditions habituelles d'une santé délicate, et, comme le résultat de la gestation est de déterminer chez la femme un état de santé analogue, on ne saurait jamais innocenter tout à fait l'état puerpéral quand ces accidents coïncident avec lui.

. Envisagées sous un autre point de vue, les morts subites puerpérales peuvent se ranger en trois classes : celles qui se produisent pendant la grossesse ; celles qui ont lieu pendant le travail ou bien peu de temps après la délivrance ; celles qui, plus tardives, n'ont lieu que plusieurs jours ou même plusieurs semaines après dans des conditions générales de santé qui empêchent de les prévoir. Cette seconde division est passible des mêmes observations que la précédente : c'est-à-dire que si l'état puerpéral n'est pas toujours la cause unique de la mort, il est au moins pour quelque chose dans ce fatal événement.

Dans ce travail, je n'ai pas eu à m'occuper de la plupart des causes de la mort subite des femmes en couches, puisque j'ai dû négliger toutes celles qui sont évidentes. Ces dernières sont les plus fréquentes de beaucoup ; elles sont presque toujours le résultat d'un accident de la grossesse ou du travail, tel qu'une rupture de l'utérus, une hémorrhagie grave, etc. Je n'ai même eu à parler que d'une manière très sommaire des causes de mort subite moins évidentes, mais qui sont pourtant assez appréciables pour être aisément reconnues. Telles sont celles qui dépendent d'une affection organique du cœur, des poumons ou du cerveau. Dans ces cas assez nombreux aussi, j'avais seulement à établir le diagnostic de la maladie et à examiner la part qui revenait à l'état puerpéral dans la production de l'accident. Ce travail, court et facile pour les cas suivis de l'autopsie, a été long et difficile pour ceux dans lesquels l'ouverture n'ayant pas eu lieu, il a fallu arriver au diagnostic par la seule considération des symptômes souvent très fugitifs. Je me suis par là même trouvé dans l'obligation de donner à cette partie de mon travail plus d'étendue que je ne l'aurais voulu. Enfin, les causes de mort subite qui ont appelé spécialement mon attention ; les seules que je me suis proposé d'étudier directement, et celles dont l'examen oc-

cupé la plus large place dans ce travail, sont les causes de ces morts
promptes et encore inexpliquées, qu'on observe quelquefois chez
les femmes enceintes, en travail ou récemment accouchées. Le plus
souvent alors l'autopsie est tout à fait négative, mais il arrive aussi
qu'elle met en évidence une lésion plus ou moins importante des organes de la respiration, de la circulation ou de l'innervation. Soit que
cette lésion se rapporte directement à l'état puerpéral comme dans les
cas d'absorption de l'air par les veines utérines, soit qu'elle n'ait avec
cet état que des rapports indirectes.

La mort subite des femmes en couches ressemble à toutes les morts
subites ; elle s'opère par suite de la suspension toujours soudaine ou du
moins toujours imprévue de la respiration, de la circulation ou de l'innervation. J'espère même avoir démontré que la mort n'étant consommée que lorsque l'influence nerveuse était complétement éteinte, l'on
pouvait garder l'espoir d'un retour à la vie chaque fois que cette lésion, n'ayant pas été primitivement frappée, persistait seule à un
faible degré, pourvu qu'il n'existât pas de lésion organique grave. Aussi
c'est à l'examen des causes capables d'agir plus spécialement sur l'innervation que j'ai donné le plus d'attention.

Toutes les fonctions de la femme sont profondément modifiées par
la grossesse, par l'accouchement, et tout le temps que durent ces modifications doit être désigné sous le nom d'état puerpéral. Cependant
les auteurs sont loin d'être d'accord sur la durée qu'il convient
d'accorder à cet état et sur les caractères qu'il lui faut assigner.
Pour les uns, c'est un état entièrement morbide ; pour les autres,
il est au contraire toujours physiologique, mais comme se rapprochant à certains égards de l'état morbide, et comme pouvant prendre
ce caractère et le prendre à un degré très élevé, sous l'influence
d'une cause souvent minime, en apparence au moins. Cette seule
considération est de nature à expliquer plusieurs cas de mort subite, ceux par exemple qui sont le résultat d'une métro-péritonite latente, cause de mort qu'on méconnaîtra presque toujours, si l'autopsie
ne vient révéler une affection dont le diagnostic eût été impossible sans
elle.

De toutes les modifications organiques que la grossesse imprime à la
femme, celles qu'éprouve le sang semblent les plus importantes, non-

seulement parce que la composition chimique et vitale du liquide est sensiblement changée, mais encore parce qu'elles tiennent sous leur dépendance la plupart des troubles sympathiques de la grossesse. On conçoit en effet le retentissement obligé que doit exercer sur toutes les fonctions de l'économie le contact d'un sang altéré avec les organes. La digestion, la nutrition générale, la respiration, la circulation, les sécrétions, etc., l'innervation même, et surtout l'innervation, tout s'en ressent. J'ai donné assez de détails à ce sujet, pour n'avoir pas à y revenir ici.

Tous ces troubles fonctionnels semblent avoir pour expression commune une diminution des forces plastiques de la mère, qu'on dirait détournées de leur direction habituelle et concentrées sur le nouvel être, pour concourir à son développement plus rapide et plus parfait, même au détriment de celle qui l'a conçu. Mais l'enfant n'est pas un produit amorphe, et la force plastique n'est pas la seule qui préside à son développement. C'est un être sensible, animé, intelligent. Or, sans vouloir rien préjuger de la nature intime du principe vital, il est cependant permis de croire qu'il reçoit aussi de sa mère les attributs de ce principe, et que, pendant tout le temps que dure la gestation, celle-ci se sépare, au profit de son enfant, d'une portion de ses forces nerveuses, affectives et intellectuelles. Sans vouloir après tout attacher à cette pensée plus d'importance qu'elle n'en doit avoir, il est au moins incontestable que la grossesse réagit vivement sur le système nerveux de la femme et sur des facultés affectives et intellectuelles. Le scalpel ne saurait rendre compte de ces diverses altérations, et, d'un autre côté, il n'est guère douteux que la mort subite puisse être le résultat d'un changement soudain et trop considérable survenu dans les rapports du physique et du moral. Cet événement se comprend d'autant mieux chez la femme qui est sous l'influence puerpérale, que chez elle il y a presque toujours affaiblissement de l'un et l'autre de ces deux éléments.

Le système nerveux se dédouble en système cérébro-spinal et système du grand sympathique; à chacune de ses subdivisions sont départies une sensibilité spéciale et des fonctions spéciales, dont l'intégrité, dans une certaine mesure du moins, est tout à fait indispensable au maintien de la vie. Comme les affections nerveuses ont souvent une marche très rapide et peuvent d'emblée acquérir leur *summum* d'intensité, on comprend que la mort ne doit jamais être plus subite que lorsqu'elle dépend uniquement d'une de ces affections. Les nombreuses sympathies nerveuses développées dans la grossesse, et qui persistent souvent chez la femme pendant toute la durée de l'état puerpéral, doivent la rendre alors plus exposée à ces causes de mort qu'à toute autre époque de son existence. Que l'innervation des ganglions sympathiques qui président aux actes si importants de la respiration ou de la circulation vienne à subir une dépression considérable ou une grande surexcitation, il se peut qu'il n'en faille pas davantage pour déterminer la mort.

L'innervation cérébro-spinale qui se propage d'un centre commun à tout l'organisme, doit exercer sur les lois de la vie une influence plus directe et plus prompte encore. Si elle fait défaut, la mort est instantanée, ou si elle est seulement très amoindrie, la mort est imminente et probable. C'est par l'innervation cérébro-spinale qu'on a coutume d'expliquer tous les actes de la volition, de l'affectivité, de l'intelligence. Cependant il faut bien convenir que nous ne savons presque rien sur ce point, et que la manière dont l'âme établit ses rapports avec le corps nous est parfaitement inconnue. Mais comme, d'un autre côté, on ne saurait nier que ces rapports existent, et que la mort n'est autre chose que leur rupture, on a du moins tout lieu de croire que cette rupture peut être opérée du fait propre de l'âme tout aussi bien que du fait de l'organisme. Dans le premier cas, si la mort a été subite, les recherches nécroscopiques doivent conduire à des résultats tout à fait négatifs; dans le second, elles doivent, si elles ont été bien faites, donner toujours la cause de la mort.

Ceci posé, il paraît difficile de rejeter cette cause de mort subite chez la femme qui est sous l'influence puerpérale, car il est bien évident que chez elle les facultés de l'âme sont parfois profondément modifiées. Son état intellectuel et moral n'est plus le même, sa sensibilité générale est exaltée, son impressionnabilité devient plus grande, et de même que les cordes d'un instrument sont d'autant plus près de se rompre que, plus tendues, elles donnent des sons plus aigus et plus vibrants, de même l'extrême susceptibilité nerveuse de la femme en couches indique qu'il y a chez elle un état de tension des forces vitales, et que celles-ci peuvent être brisées d'un instant à l'autre, si cet état se prolonge trop ou si la tension devient trop grande.

J'ai donc cru devoir rapporter les morts subites qui s'observent chez les femmes en couches, à deux ordres de causes : les unes sont organiques, tangibles, appréciables à nos moyens d'investigation, lorsqu'ils sont convenablement appliqués; les autres sont inorganiques, intangibles, et échappent à toutes nos recherches sur le cadavre. Ai-je besoin d'ajouter que ces deux ordres de causes peuvent s'unir, se combiner, et que c'est même ce que j'ai cru reconnaître le plus souvent dans les faits qui précèdent. Lorsqu'une femme échappe très subitement et dans les conditions d'une bonne santé apparente, il est à peu près impossible de dire à *priori* auquel des deux ordres de causes il faut rapporter sa mort, car il pouvait exister chez cette femme une lésion organique latente, et je crois avoir fait voir qu'une lésion organique, même légère, pouvait prendre un caractère très sérieux sous l'influence puerpérale. En dehors même de toute affection préexistante, il peut s'en être développé une d'une manière instantanée : c'est ainsi que l'air peut s'introduire dans les veines utérines, qu'un développement spontané de gaz paraît pouvoir se faire dans le sang, que ce liquide peut se coaguler dans ses vaisseaux et former ainsi un obstacle infranchissable à son cours, etc. Dans toutes ces circonstances, la mort peut être soudaine, et elle restera véritablement inexplicable, si une autopsie bien faite n'en vient révéler la cause. Lorsque, au contraire, les recherches cadavériques n'indiqueront rien, force sera bien d'invoquer une cause dynamique.

Dans les cas où la mort est moins prompte, on pourra quelquefois, par un examen attentif des symptômes qui auront précédé, reconnaître sa cause ; mais le plus souvent encore on n'arrivera qu'à un diagnostic probable, et l'autopsie sera indispensable pour l'établir avec quelque certitude.

En passant en revue les causes organiques qui sont de nature à déterminer la mort subite, il m'a semblé que ces causes étaient non pas plus nombreuses chez la femme en couches que chez toute autre personne, mais qu'elles agissent avec une plus grande énergie ; de sorte que, pendant la période puerpérale, la femme se trouve plus exposée à ce genre de mort.

Dans les nombreuses observations que j'ai rassemblées, j'ai trouvé que, parmi les affections des organes respiratoires, les congestions et les apoplexies pulmonaires, les inflammations du poumon ou de la plèvre, les épanchements séreux qui se forment brusquement dans la cavité thoracique, l'œdème du poumon, l'ashme essentiel, l'emphysème pulmonaire et la compression mécanique des organes de la respiration étaient celles qui m'avaient fourni des exemples de mort subite chez les femmes grosses en travail ou nouvellement accouchées. Mais, de toutes ces affections, la congestion et l'apoplexie du poumon ont été les plus fréquentes. Le refoulement du diaphragme et la gêne qu'en éprouve la circulation pulmonaire, l'appauvrissement du sang, la structure délicate du tissu pulmonaire, la solidarité des fonctions du poumon avec celles du cœur et avec la circulation en général, les connexions étroites qui lient l'organe de la respiration avec le centre cérébro-spinal, etc., sont autant de circonstances qui favorisent le développement de ces diverses affections, et peuvent les rendre plus graves et plus fréquentes chez la femme qui est dans l'état puerpéral, que chez toute autre.

Parmi les affections des organes de la circulation j'ai eu à noter d'abord les affections organiques du cœur, qui peuvent être influencées d'une manière très fâcheuse par l'état de grossesse. La rupture de cet organe paraît devoir être alors plus facile, et la rapidité de la mort dans ce cas ne permet pas toujours de rapporter l'événement à sa véritable cause, à moins que l'autopsie ne vienne lever tous les doutes. Mais les affections organiques du cœur peuvent également déterminer la mort subite, sans qu'il y ait de rupture. Les maladies du péricarde sont aussi très insidieuses et leur diagnostic souvent très difficile. On se rappelle qu'il n'y a pas encore fort longtemps qu'un médecin célèbre écrivait : « On peut quelquefois deviner une péricardite, mais jamais la reconnaître. » De savantes et nombreuses études ont, il est vrai, avancé beaucoup le diagnostic de ces maladies, mais elles n'ont pas encore dissipé toutes les incertitudes. Lorsqu'une affection latente du cœur ou du péricarde se termine par la mort subite, on ne peut souvent distinguer cette affection d'une syncope essentielle, et cela semble plus difficile encore chez la femme grosse, celle-ci étant très prédisposée aux syncopes.

J'ai cru devoir expliquer la mort subite de quelques femmes en couches par la formation de concrétions sanguines qui se seraient opérées pendant la vie, soit dans le cœur, soit dans les veines, et

auraient mécaniquement arrêté la circulation. On conçoit tout ce que
présente de hasardé le diagnostic d'une semblable lésion, au moment
de l'accident et même après l'ouverture ; car on doit alors se demander
si les concrétions se sont bien formées pendant la vie, ou si elles ne
sont qu'un effet cadavérique. Après avoir longuement discuté cette
grave question, je crois être parvenu à établir que chez la femme grosse
ou nouvellement accouchée, il y avait de grandes probabilités pour
admettre que la coagulation du sang se faisait pendant la vie, et que
telle devait être la cause de la mort dans les exemples que j'ai rapportés.
Si on niait cette conclusion, il faudrait de toute nécessité expliquer ces
sortes de mort par syncope nerveuse.

La possibilité de l'introduction de l'air dans les veines utérines, peu
de temps après la délivrance, m'a semblé un fait démontré par des
observations authentiques, et cette cause de mort subite chez la femme
en couches me paraît incontestable. Le développement spontané d'un
fluide aériforme, dans le système sanguin de la femme grosse, est un
fait qui n'est pas établi aussi certainement que le précédent ; mais on
ne saurait pourtant nier que ce fait est possible, et tout porte à croire
que telle fut la cause de la mort, dans deux observations où l'on a
trouvé des bulles de gaz dans le cœur et dans les gros vaisseaux. Ici, du
reste, comme lorsqu'il s'est agi des concrétions sanguines, j'ai dû examiner si ce développement gazeux n'avait point été le résultat de la
putréfaction, et la discussion a démontré, je pense, que cette hypothèse
était peu probable. En recherchant avec soin quelles sont les conditions qui peuvent favoriser, soit le développement spontané d'un gaz
dans le sang, soit l'introduction de l'air dans les veines utérines, j'ai
fait voir que ces conditions étaient parfaitement réalisées par l'état du
sang et par la disposition des sinus utérins chez la femme grosse ou
accouchée depuis peu. Je ne saurais en rien dire ici de plus, sans rentrer
dans cette discussion. Le diagnostic de ces deux dernières affections
n'offre pas moins de difficultés que celui des concrétions sanguines, et
si l'autopsie ne mettait au jour la cause de la mort, on serait presque
toujours parfaitement en droit de la nier et de rapporter la catastrophe
à une cause inorganique.

Les affections organiques des centres nerveux déterminent presque
toujours des désordres graves dans l'économie, mais il est assez rare

que ces affections donnent lieu à une mort véritablement subite et surtout à une mort assez prompte, pour que le médecin n'ait pas le temps
de reconnaître qu'elle est le résultat d'une lésion du système nerveux
central. Plusieurs faits tendent à démontrer que la marche des affections cérébrales est plus insidieuse durant l'état puerpéral, et que
celui-ci prédispose même la femme à quelques-unes de ces affections,
notamment aux diverses formes de l'apoplexie. Cependant il ne faudrait
pas s'exagérer l'influence de la puerpéralité dans ces circonstances, et
il est assez rare que la mort subite d'une femme en couches puisse être
exclusivement attribuée à une affection organique de l'encéphale ;
presque toujours alors il existera quelques complications du côté du
cœur ou du poumon, et la soudaineté de la mort sera en rapport avec la
résultante de ces complications. Ces restrictions établies, les apoplexies
cérébrales sanguines ou séreuses, en foyer ou diffuses, sont les maladies
de l'encéphale qui m'ont paru le plus promptement redoutables chez la
femme en couches. La mort peut avoir lieu avec ou sans convulsions,
dans un seul accès d'éclampsie quelquefois ; quelquefois aussi une
léthargie profonde a succédé aux convulsions, et cette mort apparente
en a imposé pour une mort définitive ; il est bien probable que plusieurs
femmes ont été victimes de cette méprise. Les convulsions, bien qu'elles
aient dans quelques cas paru liées à un épanchement cérébral, doivent
aussi se manifester en dehors d'une semblable lésion. L'arachnoïdite,
le ramollissement de la pulpe cérébrale, etc., sont encore des affections
qui, sous l'influence puerpérale, peuvent se terminer d'une manière
fatale et brusque. Enfin les impressions morales un peu vives, la suppression d'un flux habituel, et toutes les circonstances, en un mot, qui
sont de nature à agir sur l'encéphale et ses dépendances, ou même sur
la circulation et sur l'hématose, semblent avoir le funeste privilége de
favoriser une apoplexie chez la femme grosse, et ses résultats pourront
bien être plus prompts et plus fâcheux que si cette femme eût été dans
l'état de vacuité.

Après avoir porté mon attention sur les causes de mort subite qui ont
une action directe sur le poumon, le cœur et le cerveau, j'ai dû me demander si, parmi les maladies puerpérales, il n'en était point quelques-
unes dont la terminaison fatale peut être à peu près soudaine et inattendue. La péritonite est de ce nombre : cette maladie si grave, et qui donne

lieu à des symptômes qui sont d'ordinaire si tranchés, peut débuter
soudainement et parcourir une grande partie de ses périodes sans être
soupçonnée; alors des accidents terribles éclatent tout à coup et quelquefois la mort arrive assez rapidement pour que le médecin n'ait pas
même le temps de déterminer la nature du mal qui tue. Une collection
purulente considérable peut se former dans l'excavation pelvienne sans
donner lieu à aucun phénomène bien tranché; la femme paraît proche
de son rétablissement, puis tout à coup, après un effort de garderobe,
à la suite d'un mouvement un peu étendu ou même sans autre cause
que la maturité de l'abcès, celui-ci s'ouvre dans la cavité péritonéale,
et la femme succombe en quelques heures et même plus vite, avant
qu'on ait pu reconnaître la maladie qui l'emporte. L'autopsie seule
explique la mort. Il est souvent d'usage de purger les femmes quelques
jours après leur délivrance, et si la malade est mal disposée, ou si le
médicament est administré à dose un peu forte, ou est d'une nature un
peu trop irritante, la mort peut avoir lieu quelques heures après, sans
qu'il ait déterminé du reste aucune trace d'inflammation dans les voies
digestives. Enfin la tympanite abdominale, qui est encore une affection
assez commune après l'accouchement, paraît aussi pouvoir déterminer
la mort en fort peu de temps, alors surtout que la femme, épuisée par
le travail, n'offre plus une grande résistance vitale. Dans ces divers cas,
dont j'ai rapporté plusieurs exemples, il n'est pas toujours facile de
pénétrer la cause de la mort. L'autopsie elle-même peut ne pas donner
toujours des résultats qui satisferont complétement un esprit très
positif, car une lésion qui n'est pas toujours très grave et qui ne porte
que sur un organe secondaire, peut bien ne pas paraître suffisante pour
rendre compte d'une mort subite ou à peu près. Pour moi, il m'a
semblé que cette lésion tuait promptement, parce qu'elle éveillait des
sympathies nerveuses d'un caractère morbide et qui portaient indistinctement le trouble dans les grandes fonctions vitales. L'action nerveuse
ganglionaire est surtout celle qui m'a paru compromise dans tous
ces cas.

Dans un dernier chapitre, le plus étendu et le plus important, parce
que là est le nœud de la question à résoudre, j'ai cherché quelles sont
les causes d'origine inorganique qui peuvent déterminer la mort subite
chez les femmes en couches. Une première remarque à faire, c'est que

la mort s'accompagne à peu près des mêmes symptômes, qu'il y ait ou qu'il n'y ait pas lésion d'organe : c'est qu'en effet elle est toujours le résultat de l'arrêt de l'une des trois fonctions cardinales de l'économie, la respiration, la circulation, l'innervation. Mais comme ces trois fonctions sont solidaires l'une de l'autre, comme en dehors de toute lésion matérielle, il ne peut y avoir qu'une lésion dynamique, c'est-à-dire une lésion de l'innervation, c'est toujours en définitive à celle-ci qu'il faut rapporter la mort dans ces cas, soit que l'innervation ait été sidérée dans son ensemble, c'est-à-dire que la cause de mort ait porté sur le principe vital lui-même, sur l'âme, soit que l'innervation d'un organe important ait seule été frappée, et que la mort soit alors le résultat de l'arrêt de la fonction qui lui correspond. Ainsi donc trois genres de mort, apoplexie nerveuse, syncope nerveuse, asphyxie nerveuse, dans lesquels on ne devra trouver aucune raison matérielle de la mort, à moins pourtant que celle-ci n'ait pas été assez prompte, car alors on pourrait rencontrer dans l'examen des organes les signes indicateurs de l'état de souffrance des fonctions dans lesquelles la vie se sera le plus longtemps prolongée. Mais ces signes ne doivent pas être confondus avec ceux d'une lésion matérielle primitive, et ils n'impliquent en rien l'essentialité de la cause de la mort. De plus, ces trois modes de mort peuvent se composer entre eux ; il est même assez difficile de les isoler. L'apoplexie nerveuse seule peut être quelquefois reconnue ; quant à la syncope et à l'asphyxie de même nom, il parait impossible de les distinguer l'une de l'autre dans tous les cas où elles déterminent la mort subite ; aussi les auteurs ont réuni ces deux affections en une seule, ils en ont fait l'asphyxie idiopathique. Il est clair qu'il n'y a pas de distinction à établir dans les cas où l'innervation tout entière paraît avoir été sidérée ; ces cas se confondent nécessairement avec les précédents et sont compris sous la même dénomination.

La possibilité de la mort subite par cause immatérielle, ou par lésion essentielle des fonctions, étant admise d'une part, et l'influence de la grossesse, de l'accouchement et de ses suites comme cause de troubles fonctionnels chez la femme, étant d'autre part un fait généralement incontesté, il ne me restait plus qu'à rechercher, en en donnant des exemples, quelles sont les circonstances dans lesquelles ces troubles

des fonctions peuvent se développer avec assez de gravité pour donner
lieu à la mort subite.

Je n'ai trouvé aucune observation dans laquelle la mort ait pu, d'une
manière indubitable, être rapportée à l'apoplexie nerveuse seule ; mais
dans plusieurs cas authentiques cette affection a donné lieu à des accidents assez graves pour que la malade n'ait dû la vie qu'à la promptitude
et à l'intelligence des secours qui lui ont été administrés. Une fois
même, une femme qui venait d'échapper à une première attaque dont
le traitement avait été bien dirigé, a succombé à une seconde dans
quelques instants, parce que le médecin, qui s'était mépris sur la nature
du mal, avait fait une saignée. L'apoplexie nerveuse offre, en effet, la
plus grande analogie avec l'apoplexie par épanchement, et l'état puerpéral paraît prédisposer également les femmes à ces deux affections si
semblables en apparence et pourtant si différentes d'origine.

On a déjà pressenti que pour moi l'expression *asphyxie idiopathique*
ne correspond point à une seule entité morbide, mais que les auteurs
me semblent avoir désigné sous ce nom des affections variées, dont la
nature n'est pas encore bien déterminée, qui se développent sourdement
et dont la terminaison est une mort instantanée et imprévue, sans qu'elle
puisse s'expliquer par aucune lésion organique apparente. Ici donc,
comme dans l'apoplexie nerveuse, le caractère anatomique de la maladie est de n'en pas avoir. On a, il est vrai, parlé de la flaccidité anormale
du tissu du cœur et de la vacuité des cavités de cet organe, mais ces
caractères négatifs et qui peuvent être le résultat de plusieurs causes,
ne me paraissent pas différer assez essentiellement de ceux de la syncope simple pour constituer une espèce morbide à part, d'autant plus
que dans l'asphyxie idiopathique la mort est presque toujours syncopale. L'état graisseux du cœur, signalé aussi dans quelques observations,
ne saurait être regardé davantage comme un caractère pathognomique.
Cette dégénérescence du tissu du cœur peut être tout au plus considérée comme une prédisposition à la syncope. La mort par asphyxie
idiopathique ou par quelque affection voisine de la syncope étant
admise, elle doit se produire assez souvent dans l'état puerpéral, cela
me paraît ressortir des considérations très étendues dans lesquelles j'ai
cherché à apprécier l'influence des modifications anatomiques et physiologiques que cet état détermine.

Une douleur immodérée et suffisamment prolongée tue, en produisant un affaissement général et rapidement progressif des forces nerveuses. Mais dans ces cas la mort n'est pas assez soudaine pour qu'on ne puisse, avec quelque attention, en saisir les signes précurseurs et suivre leurs progrès. Il est du reste souvent assez difficile de dire si alors la mort a lieu par asphyxie ou par syncope, car elle est le plus souvent très prompte à partir du moment où l'épuisement nerveux se manifeste, et il y a presque toujours des symptômes graves du côté du cœur et du côté du poumon en même temps, quelquefois même du côté du cerveau. Un accouchement très long, très laborieux, peut donner lieu à ce genre de mort, il en existe un grand nombre d'exemples, et j'ai dû choisir pour les commenter quelques-uns de ceux qui, par la rapidité de l'événement, rentrent le plus directement dans le cadre de ce travail. Nous ne savons pas trop quelle modification intime une douleur vive et prolongée exerce sur le système nerveux, et pourquoi elle use les forces et détermine parfois une mort rapide; mais le fait est incontestable, et comme dans ces cas la filiation des symptômes est presque toujours possible et la cause de mort manifeste, j'ai commencé l'étude de l'asphyxie idiopathique des femmes en couches par quelques réflexions sur l'influence de la douleur comme cause de mort subite puerpérale. Il me faut cependant observer que dans la constitution individuelle il y a de grandes différences relativement à la sensibilité, ce que j'ai exprimé, en disant que la capacité de chacun pour la douleur n'était pas la même. Ceci ajouté aux diverses circonstances qui sont de nature à diminuer la résistance vitale chez une femme en couches, permettra, je l'espère, de comprendre comment la mort peut survenir pendant un travail qui est en apparence peu laborieux ou peu de temps après, sans qu'il soit nécessaire d'invoquer pour l'expliquer une autre cause que l'excès de la fatigue et de la douleur. Soutenir les forces par une alimentation légère et par quelques cordiaux, lorsque le travail se prolonge, éviter à la femme une partie des angoisses de l'accouchement, en la plongeant dans une anesthésie incomplète, et qui par cela même peut être prolongée plusieurs heures, sans que j'en ai jamais vu résulter aucun inconvénient; tels sont les moyens qui, maniés avec prudence, me paraissent devoir mettre à l'abri d'un accident dans les cas où la constitution chétive de la femme ou toute autre circonstance le pourraient faire redouter.

— Les affections morales sont la douleur de l'âme. S'il est incontesté que les affections de l'âme réagissent vivement sur les fonctions de l'organisme, s'il est vrai que ces affections peuvent par elles-mêmes donner lieu à la mort subite, s'il est également vrai que l'état puerpéral peut modifier profondément la sensibilité affective et morale, on ne saurait nier que les émotions si faciles et souvent si vives chez la femme en couches, ne deviennent parfois pour elle une cause de mort subite. La colère, la peur, la crainte, le désappointement, la contrariété, les chagrins longtemps contenus, les pressentiments sinistres, etc. ; toutes les affections dépressives, en un mot, se présentent comme celles qui doivent surtout exercer un retentissement défavorable sur la femme en couches. J'ai présenté des exemples dans lesquels j'ai du rapporter la mort à chacune de ces causes. Il est vrai que l'impression morale n'a pas toujours été la cause unique de la mort, et que l'événement a été aidé, tantôt par une affection organique légère, tantôt par l'ébranlement nerveux qui accompagne toujours le travail même le plus simple ; ébranlement qui peut même quelquefois suffire pour expliquer une mort subite. Mais ces coïncidences n'empêchent pas qu'il faille, dans tous ces cas, prendre en grande considération l'état moral de la malade. Plusieurs fois, du reste, des autopsies faites avec le plus grand soin n'ont donné que des résultats entièrement négatifs, et la mort eut lieu trop peu de temps après une violente émotion, pour qu'on pût se dispenser d'accorder à celle-ci une large part étiologique dans la catastrophe qui fut quelquefois instantanée. Cette circonstance ne saurait même surprendre beaucoup ; une affection vive de l'âme doit être sidérante, c'est le résultat obligé de la rupture des rapports qui unissent le physique et le moral. Puis cette rupture est d'autant plus imminente chez la femme en couches, que chez elle il existe déjà des modifications organiques très appréciables. Une émotion très vive peut déterminer la mort subite pendant la grossesse, pendant le travail ou plus ou moins de temps après la délivrance. On conçoit la difficulté d'isoler, dans chacun de ces trois cas, l'effet de l'émotion, des effets plus perceptibles qui sont dus aux changements survenus dans l'économie de la femme. Le mieux, dans ces cas, est peut-être de rapporter la mort à une influence mixte. Lorsque l'autopsie n'a pas eu lieu, et ces cas sont les plus nombreux, on conserve naturellement toute liberté d'hypothèse pour expliquer la cause de la mort. Alors celles qui me paraissent les plus probables sont, comme je crois l'avoir démontré, l'introduction de l'air dans les sinus utérins, et la formation de concrétions sanguines dans le cœur ou dans les vaisseaux. On peut aussi invoquer souvent une affection organique du cœur, du poumon ou du cerveau ; mais tout cela n'empêche pas qu'il existe un petit nombre de faits bien avérés, dans lesquels l'autopsie, faite avec le plus grand soin, ne fit découvrir aucune lésion anatomique, et force est bien d'admettre, pour ceux-ci au moins, une autre explication, quitte à la rejeter, si bon semble, lorsqu'il s'agit des faits qui leur ressemblent, mais dans lesquels on n'a pas fait de recherches cadavériques.

La plupart des femmes, lorsqu'elles sont accouchées, sont prises d'un frisson. Ce frisson, s'il est trop intense, peut être suivi d'une mort très prompte, soit qu'il indique alors l'existence d'une affection organique latente et grave, comme une péritonite, une hémorrhagie interne, etc., soit qu'il ne révèle aucune complication de ce genre. Il est alors idiopathique et signifie qu'il existe un abaissement considérable de la puissance nerveuse. Madame Lachapelle a rapporté trois cas de mort à peu près subite à la suite de ce frisson.

Il me paraît, comme à Churchill, que c'est à l'ébranlement nerveux cérébro-spinal qu'il convient de rapporter la plupart des morts subites qui ont lieu pendant le travail ou peu de temps après, lorsqu'il n'existe aucune lésion organique apparente qui puisse rendre compte de cet événement. Mais plusieurs circonstances inhérentes au travail peuvent augmenter cet ébranlement qui existe toujours à un certain degré, même dans les accouchements les plus simples. Ces circonstances peuvent tenir à la déplétion rapide de l'abdomen, alors surtout qu'il existe une grande quantité d'eau dans la poche amniotique, aux changements brusques qui surviennent dans la circulation de la femme aussitôt après la sortie de l'enfant, à une hémorrhagie, etc., etc. Il y a, en effet, dans toutes ces circonstances, autant de causes prédisposantes à la syncope. Mais l'élément qui m'a paru le plus important, celui dont je crois qu'il faille tenir compte avant tout, c'est la constitution générale de la femme et son état moral, car il est digne de remarque que, dans le plus grand nombre des observations de morts subites puerpérales que j'ai recueillies, les femmes étaient d'une constitution éminemment nerveuse, que beaucoup avaient eu une grossesse pénible, que plusieurs étaient profondément anémiées, en un mot, qu'il y avait presque toujours chez elles une cause débilitante quelconque.

Les réflexions qui précèdent me paraissent donner une explication rationnelle, sinon certaine, des morts subites qui s'observent en dehors de toute lésion d'organe, soit pendant le travail de l'accouchement, soit peu de temps après; mais je crois même qu'en subissant quelques modifications elles peuvent encore rendre compte, d'une manière assez satisfaisante, des morts subites qui s'observent pendant la grossesse, et de celles qui ont lieu à une époque plus éloignée de l'accouchement.

J'ai déjà appelé l'attention sur l'importance des fonctions confiées au grand sympathique abdominal, sur la gravité des lésions organiques ou fonctionnelles des ganglions de ce nerf et surtout des ganglions semi-lunaires. Les expériences de M. Flourens et celles de M. Brown-Séquard ont prouvé que la mort subite pouvait être le résultat d'une irritation même légère de ce petit centre nerveux. La fréquence des vomissements et des syncopes de la femme grosse pourrait bien se rapporter à une irritation de ce genre. La susceptibilité de l'estomac, le développement du ventre, sont des circonstances qui peuvent sympathiquement ou mécaniquement irriter le plexus solaire, et il n'est pas déraisonnable de penser que la femme est alors prédisposée à cette syncope gastrique, décrite par le docteur Higginbotton, et qui devient parfois une cause de mort subite chez les vieillards, d'autant que la constitution, presque toujours un peu anémique de la femme grosse, paraît se rapprocher un peu de celle des vieillards débilités.

Après la délivrance, les fonctions tendent à reprendre leur système normal, mais la perturbation que la grossesse et l'accouchement ont apportée dans leur exercice, persiste un certain temps. Il y a plus, c'est que la femme qui s'est peu à peu accoutumée à un nouvel état physiologique, qui est devenu pour elle presque normal, ne peut, sans en ressentir une certaine impression, subir des modifications en sens inverse, qui ont pour but de rétablir le premier état de choses. « De sorte, ai-je dit, que l'état puerpéral n'est pas seulement l'expression de la secousse générale que l'accouchement a produite et des sévices locaux qu'il a pu déterminer, mais qu'il est encore entretenu par le retour de l'organisme à ce qu'il était avant la grossesse; retour qui, en ne s'opérant pas d'une manière franche et régulière, peut amener dans la santé de la femme de nouveaux dérangements et jeter une perturbation profonde dans le jeu de ses principales fonctions. » Cherchant alors à apprécier la nature de ces nouveaux troubles, j'ai cru qu'il fallait les rapporter surtout à l'innervation et à la circulation. Il m'a semblé que les premiers étaient souvent entretenus et aggravés par les habitudes de mollesse et les excès de précautions qu'on prend pour quelques femmes en couches. Quant aux seconds, ils m'ont paru tenir surtout au travail de reconstitution du sang. Je crois, de plus, avoir démontré que ces troubles sont de nature à prédisposer les femmes aux syncopes, non pas d'une manière absolue et directe, mais du moins quand il existe déjà chez elles d'autres circonstances favorables à cette affection.

La Société médicale d'émulation et la Société de chirurgie se sont l'une et l'autre occupées des morts subites puerpérales. Plusieurs observations ont été soumises à ces deux compagnies, et elles y ont été l'objet d'une discussion importante. Toutefois on y a laissé à chacun des membres la responsabilité de son opinion, et aucune conclusion n'a été prise. On a tour à tour invoqué, pour expliquer ces morts subites si extraordinaires, l'introduction de l'air dans les veines, l'hémorrhagie interne, ou une petite hémorrhagie devenue grave par suite de l'état de débilité de la malade. l'état graisseux du cœur, la chloro-anémie des femmes enceintes, l'immobilité à laquelle on soumet les nouvelles accouchées, etc. Toutes ces opinions, défendues et repoussées, n'ont point satisfait les compagnies savantes devant lesquelles on les produisait. En me permettant de reprendre avec réserve cette double discussion, j'ai d'abord essayé de débarrasser chaque fait de toutes les hypothèses que je ne lui croyais pas applicables, et en procédant par voie d'élimination, j'espère que je suis arrivé à préciser un peu plus nettement la cause de la mort pour chacun d'eux. Toutes les hypothèses émises sont en effet probables, pourvu qu'on les applique à un cas bien déterminé ; mais elles cessent de l'être dès qu'on veut les donner comme une règle générale. Sans doute l'introduction de l'air dans les veines, la formation de concrétions sanguines dans les vaisseaux, une petite hémorrhagie, un état chloro-anémique, etc., sont des circonstances qui peuvent déterminer la mort subite d'une femme accouchée depuis peu ; mais ces circonstances ne se rencontrent pas toujours chez elle, et les y trouvât-on, il en est du moins quelques-unes qui ne pourraient jamais, par elles seules, rendre compte de la soudaineté de la mort. Ici l'on doit du reste éliminer l'air dans les veines et les concrétions polypiformes du cœur, car ce sont là des altérations anatomiques faciles à constater. Il faut, pour être rigoureux, ne s'occuper que des cas très peu nombreux dans lesquels l'autopsie a été faite et s'est trouvée entièrement négative. Je dois aussi remarquer que dans les diverses explications qui ont été proposées de la mort subite des femmes en couches, dont aucune lésion organique ne peut rendre compte, on a en quelque sorte cherché à rattacher quand même la mort à une cause anatomique, matérielle. Je me suis appliqué à démontrer qu'en dehors de ces causes, dont je suis loin de nier la fréquence et l'importance, il en est cependant d'autres dont la nature est insaisissable, et qui déterminent une mort tout aussi subite que les premières, en donnant lieu à des troubles purement fonctionnels. Je crois même que, dans le plus grand nombre des cas de mort véritablement subite, une petite lésion matérielle ne suffit pas pour expliquer la mort, et qu'il faut y ajouter l'influence d'une lésion nerveuse.

C'est avec le secours de cette influence que je crois être parvenu à proposer une théorie rationnelle de la mort subite dans chacun des cas qui ont été soumis aux Sociétés de chirurgie et d'émulation, ainsi que dans quelques autres faits empruntés à divers auteurs et qui n'ont pas été discutés devant ces deux compagnies. La sidération nerveuse, dont il est si important de tenir compte, est favorisée chez la femme en couches non-seulement par l'ébranlement qu'occasionne le travail, mais aussi par toute émotion morale un peu vive, par l'état anémique de la nouvelle accouchée, par une constitution préalablement débilitée ou éminemment nerveuse, par le contact d'un sang appauvri sur les centres nerveux, par une imprudence de régime, une mauvaise hygiène, etc.

Il m'est impossible de donner à ce travail des conclusions précises ; aussi je me borne à formuler les propositions suivantes :

1° Lorsqu'une femme meurt subitement durant la période puerpérale, il est très probable que sa mort doit être rapportée à cet état, qu'il existe ou non chez elle une affection organique de nature à produire la mort subite. Cette affection doit être alors influencée d'une manière fâcheuse et sa terminaison peut être précipitée.

2° Lorsqu'une femme en couches meurt subitement, il peut exister chez elle une affection organique latente antérieure à la grossesse, ou qui s'est développée sous son influence. Dans ces cas assez nombreux, l'autopsie seule peut révéler la véritable cause de la mort ; sans cela, elle reste inexplicable.

3° L'introduction de l'air dans les veines utérines est possible peu de temps après l'accouchement; elle ne paraît plus possible lorsque l'utérus est rétracté. Cette introduction de l'air est une cause matérielle de mort subite qui doit être souvent méconnue. Le développement spontané d'un gaz dans le sang paraît devoir être plus facile sous l'influence puerpérale; mais les faits ne sont pas assez probants pour rien affirmer. Dans tous les cas, il doit encore y avoir là une cause matérielle et souvent méconnue de mort subite pour la femme en couches.

4° Il y a lieu de croire que l'état puerpéral prédispose à la formation des concrétions sanguines dans le cœur et dans les gros vaisseaux. C'est également là une cause matérielle de mort subite qui doit être souvent méconnue.

5° L'état chloro-anémique, assez fréquent chez les femmes enceintes, paraît les prédisposer à la mort subite puerpérale ; c'est au moins une cause débilitante et qui diminue leur résistance vitale.

6° Toutes les causes débilitantes paraissent prédisposer les femmes en couches à la mort subite; c'est ainsi qu'il m'a semblé que cet événement avait été observé un plus grand nombre de fois chez les multipares que chez les primipares, chez les personnes d'une constitution lymphatique et nerveuse que chez celles plus robustes.

7° Toute mort subite puerpérale qui ne peut s'expliquer que par une lésion anatomique, me paraît être le résultat d'une affection nerveuse. Cette affection peut avoir son point de départ dans le système cérébro-spinal ou dans le système ganglionnaire.

8° Les effets pernicieux de la douleur, des émotions morales vives, des écarts de régime, etc., sont incontestés chez la femme enceinte. Dans chacune de ces circonstances, l'élément nerveux est fortement affecté, et il est très probable qu'il ne faut pas aller chercher ailleurs la cause de ces morts subites inexplicables, et qui surviennent dans l'état puerpéral en dehors de toute prévision et sans qu'il existe de lésions organiques.

Dans cette revue des causes de la mort subite des femmes en couches, j'ai franchement abordé toutes les difficultés d'un sujet à peine exploré, et je ne crois pas m'être beaucoup écarté des limites du programme académique: je l'aurais suivi plus strictement s'il m'eût été possible de présenter cette explication raisonnée des cas qui ne se rattachent point aux causes *ordinaires* et *appréciables* de la mort subite, sans parler sommairement de ces causes, sans chercher si elles ne pouvaient réellement pas rendre compte de tous les faits observés, et sans prendre des termes de comparaison dans ceux où la cause de la mort facile à reconnaître a paru certaine ou probable. Dans ces derniers même, il me fallait encore faire la part de l'état puerpéral. Aussi j'ai mis un soin extrême à établir l'influence que cet état exerce sur l'organisme de la femme, soit dans les considérations générales, par lesquelles j'ai commencé ce travail, soit dans celles que j'ai placées en tête de ses principales divisions. Puis, lorsque je suis arrivé à l'examen et à la discussion des faits particuliers, j'ai apporté le même soin à faire ressortir leurs analogies et leurs différences, c'est-à-dire que j'ai établi leur diagnostic différentiel avec le plus de rigueur possible. Ce n'a été qu'après ce travail préliminaire, mais nécessaire, que j'ai pu, entrant plus au cœur de la question, ajouter aux causes appréciables de la mort subite, lorsqu'il y en avait, les causes plus occultes, mais non moins énergiques, qui se rattachaient plus directement à la puerpéralité. Je me suis servi, pour démontrer l'existence de celles-ci, de considérations physiologiques et morales. J'ai fait ressortir autant que j'ai pu l'importance de ces causes, et c'est à elles seules que j'ai été quelquefois conduit à rapporter la mort subite qu'aucune lésion matérielle ne pouvait expliquer. Je sais que je n'ai pas donné une solution définitive à la question des morts subites puerpérales ; mais j'espère avoir levé un coin du voile qui la couvre et m'être approché de cette solution autant que le comporte l'état actuel de la science. J'espère n'avoir rien avancé qui fût en opposition avec les données de la physiologie ; j'espère enfin que j'ai traité cette question dans le sens indiqué par l'Académie.

L'Académie jugera-t-elle de même ?

TABLE DES MATIÈRES.